Domina tu Salud Renal

Mejora tu Calidad de Vida

Paul Sterling

Published by Digital Mind, 2023.

While every precaution has been taken in the preparation of this book, the publisher assumes no responsibility for errors or omissions, or for damages resulting from the use of the information contained herein.

DOMINA TU SALUD RENAL

First edition. December 18, 2023.

ISBN: 979-8223191582

Written by Paul Sterling.

Also by Paul Sterling

Mejora tu Calidad de Vida
Domina tu Salud Renal

The Comprehensive Health Series
Mastering Gastritis: Comprehensive Guide to Understanding and Treating Acute, Chronic, and Erosive Gastritis, plus Stomach Inflammation Management
Managing Diabetes: Understanding and Controlling Type 1, Type 2, and Gestational Diabetes, Practical Strategies for Blood Sugar Management and Lifestyle Adaptation

Tabla de Contenido

Introducción 1

Capítulo 1: Entendiendo la Salud Renal 3

Capítulo 2: Enfermedad Renal Diabética: Desglosando los Fundamentos 11

Capítulo 3: Insuficiencia Renal Crónica: Un Desafío Silencioso 19

Capítulo 4: Diálisis: Navegando por las Aguas de la Terapia Renal 27

Capítulo 5: Dieta Renal: Alimentación para el Bienestar Renal 35

Capítulo 6: Manejo del Estilo de Vida: Promoviendo la Salud Renal a Diario 47

Capítulo 7: Apoyo y Recursos: Navegando el Viaje Renal con Ayuda 55

Conclusión 65

Introducción

Los riñones son verdaderos héroes silenciosos, trabajando incansablemente para mantener nuestro equilibrio interno. El bienestar renal es una parte esencial de nuestra salud general, y entender cómo cuidar de estos fieles guardianes es la clave para un viaje hacia una vida plena y saludable.

Este libro, busca iluminar el camino hacia la comprensión y el cuidado de nuestros riñones de una manera accesible y comprensible para todos. En un mundo lleno de información, a menudo compleja y abrumadora, la simplicidad es nuestro aliado. Aquí, nos sumergiremos en el fascinante mundo de la salud renal, explorando desde sus fundamentos hasta estrategias prácticas para mantener estos órganos vitales en su mejor forma.

Es esencial entender la función vital que los riñones desempeñan en nuestro cuerpo. No son solo filtros que eliminan desechos, sino arquitectos meticulosos de equilibrios internos. Los riñones regulan la cantidad de agua en nuestro cuerpo, controlan la presión arterial, producen hormonas cruciales y filtran la sangre para eliminar toxinas. En resumen, son los guardianes de la armonía interna, desempeñando un papel crucial en mantenernos saludables y en equilibrio.

Sin embargo, a pesar de su importancia, los riñones son a menudo descuidados hasta que surgen problemas. La prevalencia de enfermedades renales está en aumento, y muchas de ellas son prevenibles con el conocimiento adecuado y prácticas de cuidado renal. Este libro pretende ser tu guía confiable en el viaje hacia la comprensión y el cuidado de tus riñones, ayudándote a tomar decisiones informadas para preservar este preciado activo de tu salud.

Exploraremos los factores de riesgo que pueden afectar la salud renal, desde la genética hasta los hábitos de vida, y te proporcionaremos herramientas para evaluar y reducir estos riesgos. No se trata solo de conocer, sino de actuar; por lo tanto, presentaremos hábitos diarios y cambios en el estilo de vida que puedes incorporar fácilmente para promover la salud renal a largo plazo. Desde la hidratación adecuada hasta la importancia de una dieta balanceada, abordaremos cada aspecto con enfoque práctico y orientado a la acción.

Además, comprenderemos las señales de advertencia que nuestros riñones pueden enviar cuando algo no está bien. Muchas veces, los síntomas iniciales pueden pasar desapercibidos, pero aprender a reconocer estas señales tempranas puede marcar la diferencia en la detección y tratamiento oportunos. La prevención es clave, y la conciencia de los síntomas proporciona una valiosa herramienta para cuidar proactivamente de nuestra salud renal.

A su vez también abordaremos mitos comunes y conceptos erróneos sobre la salud renal. La información errónea puede ser tan perjudicial como la falta de conocimiento, y desentrañaremos los malentendidos para brindarte una visión clara y precisa de lo que realmente significa cuidar tus riñones.

Los riñones merecen nuestra atención y cuidado diligente, y este libro está diseñado para guiarte, paso a paso, en el camino hacia unos riñones saludables y una vida plena. ¡Prepárate para embarcarte en este viaje que transformará la manera en que ves y cuidas de tus riñones!

Capítulo 1: Entendiendo la Salud Renal

Primero, piensa en los riñones como guardianes. ¿Guardianes de qué? Bueno, de muchas cosas importantes. Ellos controlan la cantidad de agua en tu cuerpo, como un capitán que asegura que el barco (tu cuerpo) no se hunda ni se inunde. También son como arquitectos que construyen equilibrios internos, trabajando duro para que todo funcione perfectamente.

Imagina que tus riñones son filtros mágicos. ¿Qué hacen estos filtros? Filtran la sangre para deshacerse de cosas malas y mantener las cosas buenas. Es como cuando haces un batido y usas un colador para quitar las semillas y quedarte solo con lo bueno. Tus riñones hacen algo así, pero en grande y todo el tiempo.

Pero aquí está la cosa: a veces, sin que lo sepas, tus riñones pueden estar bajo presión. Pueden enfrentarse a desafíos que afectan su trabajo de superhéroes. Y eso es lo que vamos a explorar en este capítulo. Entenderemos qué puede poner a tus riñones en aprietos y cómo podemos ayudarles a seguir siendo los héroes valientes que son.

1.1 Anatomía y Función de los Riñones

Imagina que tus riñones son como dos frijoles ubicados en la parte baja de tu espalda, uno a cada lado de tu columna vertebral. Son como dos tesoros escondidos que trabajan en las sombras para mantener el equilibrio en tu cuerpo. Cada riñón está cubierto por una especie de capa protectora llamada "cápsula renal". Esta cápsula es como una armadura que protege a tus héroes renales de golpes y rasguños.

Ahora, dentro de esos frijolitos mágicos, hay algo increíble: una serie de tubitos y filtros que hacen un trabajo fenomenal. Estos tubitos se llaman "túbulos renales", y son como pequeños obreros que ayudan a filtrar la sangre y deshacerse de cosas que tu cuerpo no necesita.

Tus riñones son como un centro de control. Cada riñón tiene algo llamado "pelvis renal", que es como una sala de reuniones donde se recopilan todos los desechos y líquidos filtrados antes de ser enviados fuera del cuerpo. Es como si tus riñones fueran un equipo de limpieza, asegurándose de que tu cuerpo se deshaga de las cosas que podrían causar problemas.

Función de los Riñones: Más que Solo Filtrar

Es verdaderamente increíble la función que estos pequeños órganos desempeñan. En términos sencillos, los riñones son como los guardianes de la calidad del agua en tu cuerpo. Controlan la cantidad de agua que necesitas y eliminan el exceso para mantener un equilibrio perfecto. Es como si tuvieran una varita mágica para ajustar el nivel de agua en tu cuerpo según sea necesario.

Pero eso no es todo. Tus riñones también son maestros de la presión arterial. Regulan la presión asegurándose de que la cantidad correcta de líquidos y sales esté presente en tu sangre. Imagina a tus riñones como controladores de tráfico, manteniendo todo en movimiento suavemente para evitar congestionamientos y bloqueos.

Ahora, aquí viene la parte realmente asombrosa: tus riñones son fábricas de hormonas. Sí, has oído bien. Producen hormonas como la eritropoyetina, que le dice a tu cuerpo cuándo es hora de fabricar más glóbulos rojos. Son como pequeños directores de orquesta, coordinando todas las partes de tu cuerpo para que trabajen juntas en perfecta armonía.

¿Cómo Filtran la Sangre?

Pero, ¿cómo hace todo esto? Es hora de sumergirnos un poco más en el proceso de filtración renal. Imagina la sangre como un río que fluye por todo tu cuerpo, llevando cosas buenas y algunas que ya no necesitas. Tus riñones son como los guardianes del río, asegurándose de que solo lo bueno continúe su camino.

Primero, la sangre ingresa a los riñones y pasa por esos tubitos mágicos, los túbulos renales. Aquí, los obreros renales trabajan duro para separar lo útil de lo que debe irse. Todo lo que no necesitas, como desechos y exceso de agua, se dirige a la pelvis renal, lista para ser expulsado.

Después de este proceso de filtración, la sangre regresa a su camino, ahora más limpia y lista para continuar nutriendo tu cuerpo. Es como si tus riñones fueran los mejores limpiadores de sangre, asegurándose de que todo esté en orden.

Tus riñones son como superhéroes discretos que trabajan incansablemente para mantenerte en buena forma. Desde filtrar la sangre hasta regular la presión arterial y producir hormonas esenciales, estos pequeños órganos desempeñan un papel crucial en tu salud.

1.2 Factores de Riesgo para Enfermedades Renales

A) ¿Qué son los Factores de Riesgo?

Primero, aclaremos qué significa "factores de riesgo". Son como señales de advertencia que nos dicen que debemos prestar atención y ser cautelosos. En el caso de la salud renal, estos factores son cosas que podrían aumentar las posibilidades de tener problemas en los riñones. Imagínalos como nubarrones en el cielo que podrían convertirse en tormenta si no tomamos medidas.

B) Genética: El ADN y la Herencia

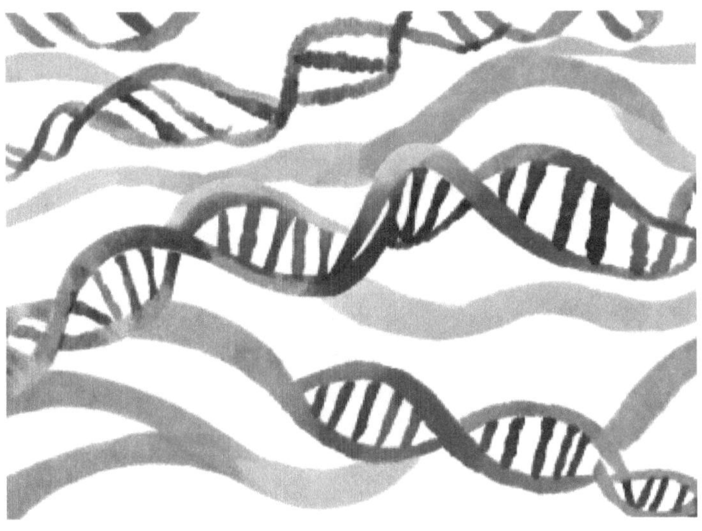

Uno de los primeros nubarrones que podríamos ver es la genética, y no, no estamos hablando de un idioma complicado de científicos. La genética se trata de las cosas que heredamos de nuestros padres, como el color de ojos o el tipo de cabello. En el mundo de los riñones, algunos problemas pueden correr en la familia. Si tus padres o abuelos tuvieron problemas renales, es como si hubiera una luz amarilla de precaución. No significa que estés condenado, pero es una señal de que debes estar alerta y cuidar bien de tus riñones.

C) Presión Arterial Alta: Una Marea Peligrosa

Otro nubarrón que podríamos divisar es la presión arterial alta. ¿Qué es eso? Imagina que tus arterias son como las autopistas que transportan la sangre por todo tu cuerpo. Si estas autopistas se vuelven muy estrechas o tienen muchos baches, la sangre tendrá problemas para circular. La presión arterial alta es como cuando el tráfico está congestionado y las cosas no van tan bien como deberían. Esto puede poner mucha presión en tus riñones, y con el tiempo, podría causar daños. Mantener la presión arterial bajo control es como abrir esas autopistas para que todo fluya sin problemas.

D) Diabetes: Una Llama Peligrosa

Ahora, hablemos sobre la diabetes, otro nubarrón que podría aparecer. La diabetes es como una llama que puede afectar muchos aspectos de tu cuerpo, incluyendo tus riñones. Cuando tienes diabetes, tu cuerpo puede tener problemas para manejar el azúcar, y eso puede afectar a tus riñones. Es como si una pequeña chispa pudiera encender un fuego grande. Mantener la diabetes bajo control es como apagar esa chispa y proteger a tus riñones de posibles daños.

E) Edad y Género: Navegando las Aguas del Tiempo

Otro aspecto importante de mencionar es la edad y el género. A medida que envejecemos, nuestros cuerpos también cambian. Con el tiempo, tus riñones pueden no funcionar tan eficientemente como cuando eras más joven. Pero, ¡no te preocupes demasiado! Es parte natural de la vida. Además, en algunas etapas de la vida, como durante el embarazo, las mujeres pueden enfrentar desafíos adicionales. Es como navegar por las aguas del tiempo: a medida que avanzas, es importante ser consciente y tomar medidas para mantener a tus riñones en buena forma.

F) Estilo de Vida: Nuestros Barcos y Cómo los Navegamos

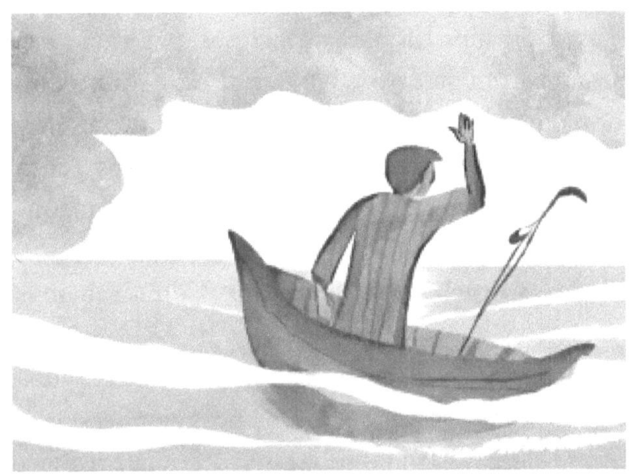

Finalmente, llegamos a un punto crucial: el estilo de vida. ¿Cómo cuidamos nuestros barcos en este vasto océano de la vida? Aquí, hablamos de hábitos cotidianos como lo que comemos, cuánto nos movemos y si fumamos o no. Si llenamos nuestro cuerpo con alimentos poco saludables o lo sometemos a humo del tabaco, estamos creando condiciones tempestuosas para nuestros riñones. Pero no te preocupes, cambiar pequeñas cosas en tu estilo de vida puede ser como ajustar las velas de tu barco para un viaje más suave.

Los factores de riesgo son como los letreros de advertencia en nuestro viaje renal. La genética, la presión arterial alta, la diabetes, la edad, el género y nuestro estilo de vida son los nubarrones que podríamos encontrar en el camino. Pero aquí está la buena noticia: podemos navegar con cuidado y evitar las tormentas. Mantenernos conscientes de estos factores y tomar medidas para cuidar de nuestros riñones.

1.3 Importancia de la Detección Temprana

1. ¿Qué significa "Detección Temprana"?

Antes de continuar debemos aclarar lo que significa "detección temprana". Es como cuando detectas las primeras gotas de lluvia y decides llevar un paraguas. En el mundo de la salud renal, significa descubrir cualquier problema en los riñones antes de que se vuelva más serio. Es como tener una brújula que te guía para evitar tormentas innecesarias en tu salud.

2. Señales Silenciosas: Por Qué los Riñones Hablan en Susurros

Los riñones son órganos bastante silenciosos. No gritan cuando algo está mal; más bien, hablan en susurros, y a veces, esos susurros son difíciles de escuchar. Es por eso que la detección temprana es como prestar atención a esos susurros antes de que se conviertan en un grito. Si podemos escuchar esas señales temprano, podemos tomar medidas para asegurarnos de que nuestros riñones estén felices y saludables.

3. La Magia de las Pruebas de Detección: ¿Cómo Sabemos si Todo Está Bien?

Ahora, hablemos sobre la magia de las pruebas de detección. Estas pruebas son como las herramientas que utilizan los médicos para ver qué está sucediendo dentro de nuestros riñones. Algunas de estas pruebas pueden medir la cantidad de ciertas sustancias en la sangre o la orina, mientras que otras pueden mostrar imágenes de los riñones. Es como si los médicos tuvieran una lupa mágica para examinar de cerca cómo están trabajando tus riñones.

Realizar pruebas de detección no significa que algo esté definitivamente mal. Es como hacer un chequeo regular en tu coche para asegurarte de que todo está funcionando correctamente, incluso si no hay señales obvias de problemas. Al detectar cualquier problema temprano, podemos tomar medidas antes de que se convierta en algo más grande y complicado.

4. Prevenir en Lugar de Curar: La Clave de una Vida Renal Saludable

La detección temprana es como abrir un mapa y encontrar una ruta más segura en nuestro viaje renal. Nos permite prevenir en lugar de curar. ¿Por qué esperar a que aparezcan problemas importantes cuando podemos actuar antes de que se vuelvan demasiado complicados? Es como evitar una tormenta en lugar de enfrentarla sin preparación.

Imagina que tus riñones son faros en la oscuridad. La detección temprana es como asegurarse de que esos faros estén encendidos y brillando fuerte. Nos guían, nos alertan y nos ayudan a evitar los arrecifes y las aguas peligrosas.

5. Factores de Riesgo: Detectar las Sombras en el Horizonte

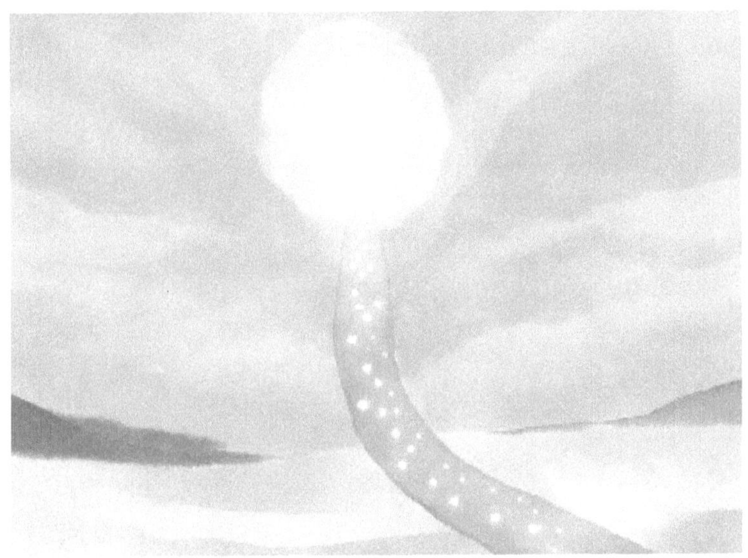

Hemos hablado antes sobre los factores de riesgo, esos nubarrones en nuestro viaje renal. Aquí es donde la detección temprana se vuelve aún más importante. Si conocemos nuestros factores de riesgo, podemos estar aún más atentos. Es como si estuviéramos mirando el horizonte para ver si hay sombras que podrían indicar tormentas en camino. Al estar al tanto de estos factores, podemos actuar rápidamente si notamos algo fuera de lo común.

6. El Poder de la Prevención: Pequeños Cambios, Grandes Resultados

La prevención es como el escudo mágico que nos protege de los problemas futuros. Una vez que conocemos nuestros factores de riesgo y realizamos pruebas de detección, estamos en una posición poderosa para hacer cambios. Pequeñas modificaciones en nuestro estilo de vida, como comer de manera más saludable, mantenernos activos y controlar la presión arterial, pueden marcar una gran diferencia. Es como arreglar una pequeña fuga en nuestro barco antes de que se convierta en un agujero grande.

La detección temprana es como encender la luz en el camino hacia riñones saludables. Nos ayuda a escuchar los susurros de nuestros riñones antes de que se conviertan en gritos. Con pruebas de detección regulares y una comprensión de nuestros factores de riesgo, estamos equipados para tomar el control de nuestra salud renal. La prevención y la detección temprana son las herramientas que nos permiten navegar con seguridad por las aguas de la vida, evitando tormentas y manteniendo a nuestros riñones saludables.

Capítulo 2: Enfermedad Renal Diabética: Desglosando los Fundamentos

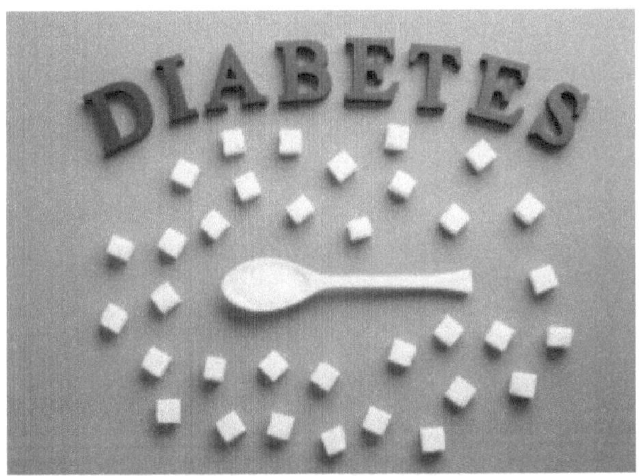

En este capítulo vamos a profundizar en los fundamentos de cómo la diabetes impacta a los riñones. Entender estos fundamentos es como tener un mapa que nos muestra dónde podrían surgir los obstáculos. Cuando comprendemos cómo la diabetes afecta a nuestros riñones, estamos mejor equipados para tomar decisiones informadas sobre cómo cuidar de estos órganos vitales.

Este capítulo no es solo sobre entender la Enfermedad Renal Diabética; también se trata de aprender cómo cuidar de nuestros riñones a pesar de vivir con diabetes. Exploraremos hábitos alimenticios saludables, la importancia de controlar los niveles de azúcar en la sangre y cómo trabajar en equipo con nuestros médicos para mantener nuestros riñones en la mejor forma posible.

2.1 Relación Entre la Diabetes y la Enfermedad Renal

1. ¿Qué Significa la Relación Entre la Diabetes y la Enfermedad Renal?

Imagina que la diabetes y la Enfermedad Renal Diabética son como compañeros de viaje en tu cuerpo. La diabetes es un viajero que, a veces, trae consigo cambios que pueden afectar a tus riñones. La Enfermedad Renal Diabética es como una parada en ese viaje donde notamos cómo la diabetes ha dejado su huella en nuestros héroes renales.

La diabetes afecta la forma en que nuestro cuerpo maneja el azúcar, y esta alteración puede influir directamente en la salud de nuestros riñones. Es como si la diabetes pusiera a nuestros riñones a prueba, y entender esta relación nos ayuda a tomar decisiones informadas para proteger estos órganos vitales.

2. Cómo la Diabetes Puede Afectar a tus Riñones

Vamos a desglosar cómo ocurre esta conexión. La diabetes puede hacer que los vasos sanguíneos en los riñones se estrechen y se vuelvan más difíciles de trabajar. Es como si las autopistas que llevan la sangre a los riñones tuvieran un tráfico más lento. Este estrechamiento puede dificultar que los riñones filtren la sangre adecuadamente.

Además, la diabetes puede hacer que los riñones retengan más agua y sal de lo normal. Esto es como si tus riñones estuvieran bajo presión extra, como cuando hay demasiado tráfico en una autopista. Con el tiempo, esta presión adicional puede causar daño a los riñones y afectar su capacidad para funcionar correctamente.

3. Importancia de Controlar la Diabetes para Proteger tus Riñones

Ahora, aquí viene la parte crucial: controlar la diabetes es como mantener a raya cualquier tormenta que pueda afectar a tus riñones. Si mantenemos los niveles de azúcar en la sangre dentro de un rango saludable, estamos ayudando a nuestros riñones a trabajar en condiciones óptimas.

Imagina la diabetes como un malabarista en un espectáculo. Cuanto mejor sea el malabarista para equilibrar las bolas, menos probabilidad habrá de que una caiga y cause problemas. Del mismo modo, controlar la diabetes es como convertirnos en malabaristas expertos que mantienen todo en equilibrio para evitar complicaciones en nuestros riñones.

4. Detección Temprana: La Luz que Guía el Camino

Hemos hablado de la importancia de la detección temprana en capítulos anteriores, y aquí cobra aún más relevancia. La detección temprana nos permite identificar cualquier cambio en nuestros riñones debido a la diabetes antes de que se convierta en un problema mayor. Es como encender faros en la oscuridad para iluminar cualquier camino problemático.

Cuanto antes descubramos cualquier señal de que algo no está bien, antes podremos tomar medidas para proteger nuestros riñones. La detección temprana es la clave para intervenir a tiempo y asegurarnos de que nuestros riñones sigan siendo los héroes valientes de nuestra salud.

5. Cuidando de tus Riñones: Un Viaje en Colaboración

La relación entre la diabetes y la Enfermedad Renal Diabética nos enseña que cuidar de nuestros riñones es un viaje en colaboración. Trabajar mano a mano con nuestros médicos, seguir hábitos alimenticios saludables y controlar la diabetes son acciones poderosas que nos permiten mantener nuestros riñones en excelente forma.

Este viaje no se trata solo de entender la relación entre la diabetes y la Enfermedad Renal Diabética; se trata de tomar medidas para proteger y fortalecer a nuestros riñones en esta travesía. Así que, ¡sigamos explorando juntos y aprendiendo cómo cuidar de nuestros riñones mientras continuamos nuestro emocionante viaje hacia riñones saludables!

2.2 Síntomas y Diagnóstico de la Enfermedad Renal Diabética

A) Síntomas: Señales que tus Riñones te Envían

Los riñones, aunque silenciosos, tienen formas de hacernos saber si algo no está del todo bien. Los síntomas pueden ser como pequeños susurros que nos dicen que debemos prestar atención. Aquí hay algunas señales que podrían indicar problemas en los riñones, especialmente si vives con diabetes:

- Cambios en la Micción: Observa si orinas más o menos de lo habitual. Los riñones regulan la cantidad de agua en tu cuerpo, y cualquier cambio notable podría ser una señal.
- Hinchazón: Si notas hinchazón en tus piernas, tobillos o alrededor de los ojos, podría ser un indicador de que los riñones no están eliminando el exceso de líquidos como deberían.
- Fatiga y Debilidad: La acumulación de desechos en la sangre debido a problemas renales puede causar fatiga y debilidad. Si sientes que no tienes energía como de costumbre, es importante prestar atención.
- Problemas para Concentrarte: Los riñones también ayudan a mantener

equilibradas ciertas sustancias químicas en tu cuerpo. Cuando no están funcionando bien, puedes experimentar dificultades para concentrarte.

- Picazón en la Piel: La acumulación de desechos en la sangre también puede causar picazón en la piel. Si experimentas este síntoma, es un indicativo de que algo podría no estar bien.

Es importante recordar que estos síntomas no son exclusivos de la Enfermedad Renal Diabética y pueden deberse a otras condiciones. Si experimentas alguno de estos síntomas, es esencial consultar a tu médico para obtener un diagnóstico preciso.

B) Diagnóstico: Descifrando el Lenguaje de los Riñones

Cuando acudimos al médico con preocupaciones sobre nuestros riñones, ellos realizan una serie de pruebas para descifrar qué está sucediendo. Estas pruebas son como herramientas especializadas que ayudan a los médicos a entender el lenguaje de nuestros riñones. Aquí hay algunas de las pruebas comunes que podrían realizarse:

Análisis de Sangre: Los médicos pueden examinar ciertas sustancias en la sangre, como la creatinina y la urea, para evaluar la función renal. Niveles elevados de estas sustancias podrían indicar problemas en los riñones.

Análisis de Orina: Un análisis de orina puede revelar la presencia de proteínas o glóbulos rojos, señales de posibles problemas renales.

Tasa de Filtración Glomerular (TFG): Esta prueba mide la velocidad con la que los riñones filtran la sangre. Una TFG baja podría indicar problemas en la función renal.

Imágenes Diagnósticas: En algunos casos, se pueden realizar imágenes, como ultrasonidos o resonancias magnéticas, para obtener una visión más detallada de los riñones y detectar posibles problemas estructurales.

Biopsia Renal: En situaciones más complejas, se puede realizar una biopsia renal para obtener una muestra de tejido y examinarla en detalle.

Estas pruebas forman parte del proceso de diagnóstico, y cada una proporciona información valiosa sobre la salud de tus riñones. Es como resolver un rompecabezas, donde cada pieza revela un aspecto diferente de la situación.

C) La Importancia de la Detección Temprana en el Diagnóstico

Volvemos a encontrar la importancia de la detección temprana en este contexto. Al realizar pruebas de manera regular, incluso si no experimentas síntomas evidentes, los médicos pueden detectar problemas en una etapa inicial. Esto es crucial porque, a menudo, los síntomas de la Enfermedad Renal Diabética pueden no aparecer hasta que el daño ya está hecho.

D) Cómo Prepararte para las Consultas Médicas

Cuando acudas al médico, es útil estar preparado. Lleva contigo información sobre tu historial médico, incluyendo cualquier síntoma que hayas notado. Si estás tomando medicamentos o suplementos, ten esa lista a mano. Además, no dudes en hacer preguntas. Entender el proceso de diagnóstico y las pruebas que se realizan te dará una mayor sensación de control sobre tu salud renal.

Los síntomas y el diagnóstico de la Enfermedad Renal Diabética son como entender el lenguaje que hablan nuestros riñones. Prestar atención a las señales que nos envían a través de síntomas y someterse a pruebas médicas regulares son pasos fundamentales para mantener nuestros riñones saludables.

2.3 Estrategias de Prevención y Control

Control de la Diabetes: El Timón del Barco Renal

La diabetes y la Enfermedad Renal Diabética están entrelazadas, pero hay maneras de mantener el control. Controlar la diabetes es como tomar el timón de un barco. Cuando mantenemos los niveles de azúcar en la sangre dentro de un rango saludable, estamos ayudando a nuestros riñones a trabajar de manera eficiente. Esto implica seguir las indicaciones de tu médico, tomar medicamentos según lo recetado y realizar ajustes en el estilo de vida, como llevar una dieta balanceada y mantenerse activo.

Hábitos Alimenticios Saludables: Nutrición como Combustible

La comida que ingerimos es como el combustible que alimenta nuestros riñones. Adoptar hábitos alimenticios saludables es crucial para prevenir problemas renales. Esto incluye:

Limitar la Sal y el Azúcar: Reducir el consumo de alimentos altos en sal y azúcar puede ayudar a controlar la presión arterial y los niveles de azúcar en la sangre, beneficiando a tus riñones.

Incluir Frutas y Verduras: Estos alimentos están llenos de nutrientes esenciales y antioxidantes que promueven la salud renal.

Controlar las Porciones: Mantener un equilibrio adecuado en las porciones evita la sobrecarga de trabajo en tus riñones.

Mantenerse Activo: Ejercicio como Aliado Renal

El ejercicio regular es como un aliado leal para tus riñones. Ayuda a controlar la presión arterial, mejora la circulación y contribuye al control de la diabetes. No es necesario realizar entrenamientos intensos; incluso caminar, nadar o practicar yoga puede marcar la diferencia. Consulta con tu médico antes de comenzar cualquier nuevo programa de ejercicios para asegurarte de que sea seguro para ti.

Controlar la Presión Arterial: Manteniendo un Mar Sereno

La presión arterial elevada puede poner a tus riñones bajo estrés. Es como tener olas turbulentas en un mar tranquilo. Mantener la presión arterial en un rango saludable es fundamental. Esto implica tomar medicamentos según lo recetado, adoptar un estilo de vida saludable y realizar chequeos regulares con tu médico para asegurarte de que todo esté en calma en ese mar renal.

Mantener un Peso Saludable: Aligerando la Carga Renal

Llevar un peso saludable es como aligerar la carga que tus riñones deben soportar. La obesidad puede aumentar el riesgo de enfermedad renal, así que mantener un peso adecuado es una estrategia clave de prevención. Esto se logra a través de una combinación de hábitos alimenticios saludables y actividad física regular.

Evitar el Tabaco y el Alcohol: Respirando Aire Fresco para tus Riñones

Fumar y el consumo excesivo de alcohol pueden afectar negativamente a tus riñones. El tabaco restringe los vasos sanguíneos, reduciendo el flujo sanguíneo a los riñones, mientras que el alcohol en exceso puede causar daño directo. Evitar estos hábitos es como proporcionar aire fresco a tus riñones, permitiéndoles funcionar en condiciones óptimas.

Realizar Chequeos Regulares: Navegando con el Viento a Favor

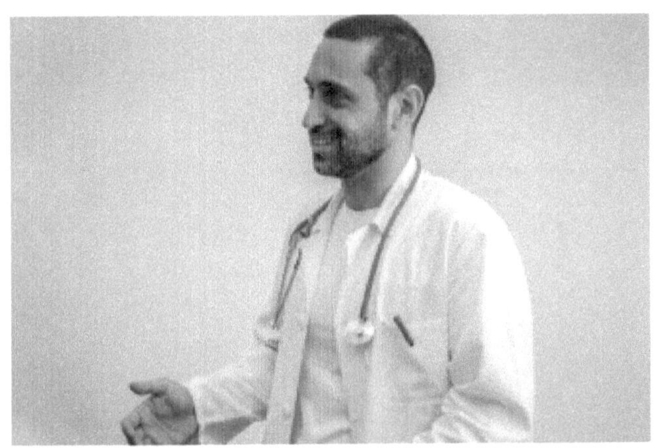

Los chequeos regulares con tu médico son como tener el viento a favor en este viaje renal. Estos chequeos incluyen pruebas de detección para evaluar la salud de tus riñones y detectar cualquier problema temprano. Asegúrate de seguir las recomendaciones de tu médico y de informar cualquier cambio en tu salud renal.

Las estrategias de prevención y control son las herramientas que guiarán tus riñones hacia la salud. Controlar la diabetes, adoptar hábitos alimenticios saludables, mantenerse activo y cuidar de la presión arterial son pasos esenciales. Al incorporar estas estrategias en tu vida diaria, estarás dando pasos firmes hacia riñones saludables.

Capítulo 3: Insuficiencia Renal Crónica: Un Desafío Silencioso

Este capítulo es como abrir una puerta a una habitación donde exploraremos los desafíos que enfrentan nuestros riñones cuando la insuficiencia renal crónica se presenta. Pero no te preocupes, estaremos aquí para entender lo que significa y cómo podemos enfrentarlo de manera positiva. Así que, ¡prepárate para descubrir más sobre este desafío y cómo podemos superarlo juntos en nuestro viaje hacia riñones más fuertes y saludables!

3.1 Causas y Progresión de la Insuficiencia Renal Crónica

A) Causas de la Insuficiencia Renal Crónica: Detectando las Raíces del Problema

La Insuficiencia Renal Crónica no suele aparecer de la noche a la mañana; tiene sus raíces en diversas causas. Es como un rompecabezas donde varias piezas se unen para formar el panorama completo. Aquí están algunas de las causas más comunes:

- Diabetes: La diabetes puede ser un factor desencadenante importante. Los altos niveles de azúcar en la sangre pueden dañar los vasos sanguíneos en los riñones, afectando su capacidad para filtrar la sangre adecuadamente.
- Presión Arterial Alta: La presión arterial elevada puede poner una carga extra en los riñones. Con el tiempo, esto puede causar daño gradual a estos órganos vitales.
- Enfermedades del Corazón: Problemas cardíacos pueden afectar la circulación sanguínea, impactando directamente en la salud renal.
- Enfermedades Hereditarias: Algunas condiciones genéticas pueden

aumentar el riesgo de desarrollar IRC.

- Infecciones Crónicas: Infecciones persistentes en los riñones pueden contribuir al deterioro renal.
- Obstrucción Urinaria: Problemas que bloquean el flujo normal de la orina pueden causar daño a lo largo del tiempo.
- Consumo Excesivo de Medicamentos: Algunos medicamentos, si se consumen en exceso o durante largos periodos, pueden afectar negativamente a los riñones.

Es importante recordar que estas no son las únicas causas y que la IRC puede resultar de la combinación de varios factores. La clave es reconocer y abordar estas causas para prevenir o retrasar la progresión de la enfermedad.

B) Progresión de la Insuficiencia Renal Crónica: El Viaje Silencioso

La Insuficiencia Renal Crónica es un viaje silencioso que los riñones emprenden hacia una capacidad reducida para cumplir con sus funciones. Es como un río que fluye lentamente, llevando consigo los desafíos que afectan a estos órganos. Veamos cómo progresa este viaje:

1. Fase Inicial: En esta etapa, los riñones aún pueden realizar sus funciones básicas, pero pueden mostrar signos de daño. Es posible que no haya síntomas evidentes en esta fase, lo que la hace aún más desafiante de detectar sin pruebas específicas.

1. Fase Intermedia: A medida que avanza, la capacidad de los riñones para filtrar la sangre y eliminar desechos puede disminuir. Los síntomas como fatiga, hinchazón y cambios en la micción pueden empezar a aparecer.

1. Fase Avanzada: En esta etapa, la función renal se reduce significativamente. Los síntomas pueden intensificarse, y puede ser necesario recurrir a tratamientos como la diálisis para ayudar a los riñones a realizar sus funciones.

1. Etapa Terminal: En esta última etapa, la función renal está muy comprometida. Se puede requerir un trasplante de riñón o tratamientos

más intensivos para mantener al paciente.

C) Importancia de la Detección Temprana: Una Luz en el Camino

La detección temprana es como encender una luz en el camino de la Insuficiencia Renal Crónica. Dado que los síntomas pueden no ser evidentes en las primeras etapas, las pruebas regulares son fundamentales, especialmente si existen factores de riesgo como diabetes o presión arterial alta. La detección temprana nos brinda la oportunidad de intervenir antes de que la enfermedad avance significativamente.

D) Cómo Proteger tus Riñones y Reducir el Riesgo de IRC

Aunque la IRC puede ser desafiante, hay pasos que podemos tomar para proteger nuestros riñones y reducir el riesgo de esta condición:

1. Controlar la Diabetes y la Presión Arterial: Mantener estos dos aspectos bajo control es fundamental.

1. Adoptar un Estilo de Vida Saludable: Hábitos como una dieta balanceada, ejercicio regular y evitar el consumo excesivo de alcohol y tabaco contribuyen a la salud renal.

1. Realizar Chequeos Regulares: Las pruebas de detección regulares, especialmente si hay factores de riesgo, son esenciales.

1. Consultar con un Profesional de la Salud: Si experimentas síntomas como cambios en la micción, hinchazón o fatiga, no dudes en consultar a un médico.

Entender las causas y la progresión de la Insuficiencia Renal Crónica es fundamental para abordar este desafío silencioso. Al reconocer las señales tempranas y tomar medidas preventivas, podemos contribuir significativamente a la salud de nuestros riñones.

3.2 Tratamientos Disponibles: Diálisis y Trasplante

Renal

Diálisis: Filtrando la Vida

Cuando los riñones no pueden realizar su trabajo de filtrado de desechos y líquidos de manera efectiva, la diálisis entra en escena como un héroe temporal. La diálisis es un tratamiento que ayuda a realizar las funciones que los riñones ya no pueden llevar a cabo. Imagina la diálisis como un filtro adicional que ayuda a purificar tu sangre. Hay dos tipos principales de diálisis: hemodiálisis y diálisis peritoneal.

- Hemodiálisis: Este tipo de diálisis se realiza en un centro especializado. La sangre se extrae de tu cuerpo, se filtra a través de una máquina para eliminar los desechos, y luego se devuelve a tu cuerpo.

- Diálisis Peritoneal: En este caso, un líquido especial se introduce en el abdomen a través de un tubo delgado. Este líquido absorbe los desechos y luego se drena, llevándose consigo las sustancias no deseadas.

La diálisis es como un puente que te permite cruzar mientras trabajas en fortalecer tus riñones o esperas la posibilidad de un trasplante.

Trasplante Renal: Un Nuevo Comienzo

El trasplante renal es como una nueva oportunidad para tus riñones. En este tratamiento, un riñón sano de un donante se coloca en tu cuerpo, tomando el lugar de tus riñones dañados. Es como cambiar una pieza en tu máquina corporal para que funcione de manera más eficiente.

Sin embargo, los trasplantes no son siempre una opción inmediata, ya que hay una escasez de órganos donantes. Las personas en la lista de espera pueden esperar meses o incluso años para recibir un trasplante. Mientras tanto, la diálisis puede ser una solución vital para mantener la salud hasta que llegue el momento adecuado para el trasplante.

Cómo Enfrentar estos Tratamientos: Consejos Prácticos

Compromiso con el Tratamiento: Tanto la diálisis como el trasplante requieren un compromiso constante. Es importante seguir las indicaciones del equipo médico y cumplir con los tratamientos programados.

1. **Apoyo Emocional:** Enfrentar tratamientos como la diálisis y el trasplante puede ser emocionalmente desafiante. Buscar apoyo emocional, ya sea de amigos, familiares o grupos de apoyo, puede marcar la diferencia.

1. **Estilo de Vida Saludable:** Mantener un estilo de vida saludable es fundamental durante estos tratamientos. Esto incluye seguir una dieta equilibrada, realizar actividad física según lo recomendado por el equipo médico, y evitar hábitos perjudiciales como fumar y el consumo excesivo de alcohol.

1. **Comunicación Abierta con el Equipo Médico:** Mantener líneas de comunicación abiertas con el equipo médico es esencial. Informar cualquier síntoma o preocupación puede ayudarles a ajustar el tratamiento según sea necesario.

El Papel de la Prevención y la Detección Temprana

Si bien la diálisis y el trasplante renal son caminos cruciales cuando la Insuficiencia Renal Crónica se manifiesta, la prevención y la detección temprana son siempre las mejores herramientas. Controlar la diabetes y la presión arterial, adoptar hábitos de vida saludables y realizar chequeos regulares son pasos que pueden ayudar a evitar llegar a la necesidad de estos tratamientos avanzados.

La diálisis y el trasplante renal son como dos herramientas importantes en nuestra caja de recursos para enfrentar la Insuficiencia Renal Crónica. Estos tratamientos permiten a las personas seguir adelante, fortaleciendo sus riñones y brindándoles una nueva oportunidad de vida.

3.3 Enfrentando los Aspectos Emocionales y Sociales de la Insuficiencia Renal

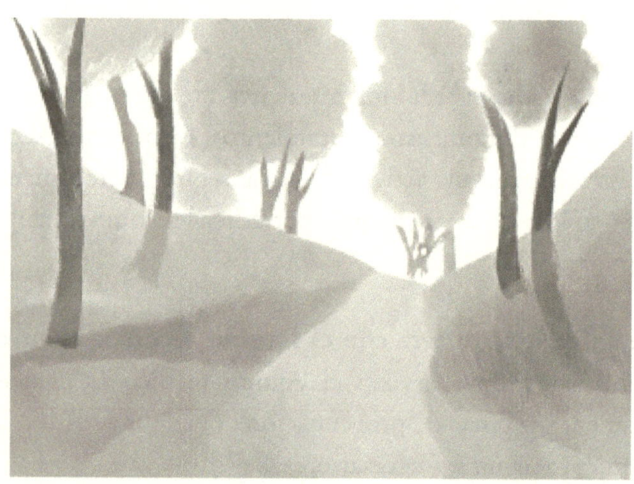

A) Emociones que Pueden Surgir con la Insuficiencia Renal Crónica

Enfrentar la IRC puede provocar una montaña rusa de emociones. Es completamente normal sentirse abrumado, ansioso o incluso triste. Aquí hay algunas emociones comunes que pueden surgir y cómo abordarlas:

Miedo e Incertidumbre: La IRC puede traer consigo temores sobre el futuro y la incertidumbre sobre cómo afectará tu vida. Es fundamental reconocer estos sentimientos y compartirlos con tu equipo médico, amigos o familiares.

Tristeza y Pérdida: La adaptación a la realidad de la IRC puede llevar a sentimientos de tristeza y pérdida. Puedes sentir que estás perdiendo parte de tu vida anterior. Hablar sobre estos sentimientos con seres queridos o un profesional de la salud puede ayudar a aliviar la carga emocional.

Estrés y Ansiedad: La gestión de tratamientos, cambios en el estilo de vida y preocupaciones sobre la salud pueden generar estrés y ansiedad. Establecer hábitos para gestionar el estrés, como la meditación o el ejercicio ligero, puede ser beneficioso.

Impacto en la Autoestima: La IRC puede afectar la autoimagen y la autoestima. Reconocer y celebrar los logros, incluso los pequeños, puede ayudar a mantener una imagen positiva de ti mismo.

B) La Importancia de las Redes de Apoyo

Cuando enfrentas la IRC, no estás solo. Construir y mantener redes de apoyo es esencial. Aquí hay algunas formas de tejer estas redes:

- Comunicación Abierta: Hablar abiertamente con amigos, familiares o profesionales de la salud sobre tus emociones es un paso importante. La comunicación abierta construye puentes que te conectan con quienes te rodean.
- Grupos de Apoyo: Unirte a grupos de apoyo, ya sea en persona o en línea, te permite conectarte con personas que están pasando por experiencias similares. Compartir experiencias y consejos puede ser reconfortante y útil.
- Participación de la Familia: Involucrar a la familia en tu proceso puede fortalecer el apoyo emocional. Compartir información sobre la IRC y cómo pueden ayudar puede construir una base sólida de apoyo.
- Profesionales de la Salud Mental: Consultar con un profesional de la salud mental, como un consejero o psicólogo, puede proporcionar herramientas para manejar el impacto emocional de la IRC.

C) Adaptándote a los Cambios Sociales y Laborales

La IRC puede influir en tu vida social y laboral. Aquí hay algunos consejos para adaptarte a estos cambios:

Comunicación en el Trabajo: Hablar con tu empleador sobre tu situación y explorar opciones como horarios flexibles o ajustes en las tareas puede ayudar a mantenerte activo en el ámbito laboral.

Vida Social Ajustada: Adaptar tu vida social a tus necesidades puede incluir realizar actividades menos agotadoras o planificar salidas en momentos del día que te sientas mejor.

Explorar Nuevas Oportunidades: Si los cambios en la salud impactan tu carrera, explorar nuevas oportunidades o habilidades puede abrir caminos inesperados.

Establecer Límites: Reconocer tus límites es clave. No tengas miedo de decir no cuando sea necesario y priorizar tu bienestar.

D) Cuidado Personal y Salud Mental

Cuidar de ti mismo es un componente esencial cuando enfrentas la IRC. Aquí hay algunas prácticas útiles:

Descanso Adecuado: Dormir lo suficiente es fundamental para la recuperación y principalmente para la gestión del estrés.

Actividad Física Ajustada: Mantenerse activo dentro de tus límites puede mejorar el estado de ánimo y la salud general.

Alimentación Saludable: Una dieta equilibrada contribuye no solo a tus riñones sino también a tu bienestar general.

Buscar Momentos de Alegría: Incluso en medio de los desafíos, encontrar momentos de alegría y gratitud puede fortalecer la mentalidad positiva.

Enfrentar los aspectos emocionales y sociales de la Insuficiencia Renal Crónica es como tejer una red de apoyo fuerte y resiliente. A través de la comunicación abierta, la participación de la familia, la búsqueda de apoyo profesional y el autocuidado, puedes enfrentar estos aspectos con valentía.

Capítulo 4: Diálisis: Navegando por las Aguas de la Terapia Renal

En este capítulo de nuestro viaje hacia la salud renal, nos sumergiremos en las aguas de la diálisis, una terapia vital para aquellos que enfrentan desafíos en el funcionamiento de sus riñones. La diálisis es como un puente que ayuda a filtrar la sangre y eliminar los desechos cuando los riñones encuentran dificultades. Vamos a explorar dos rutas importantes en esta travesía: la hemodiálisis y la diálisis peritoneal renal. Imagina estas opciones como caminos que se adaptan a diferentes necesidades y circunstancias, cada uno con sus propias características. Estamos aquí para desglosar estas opciones de manera clara y accesible, para que puedas comprender cómo estas terapias pueden fortalecer tus riñones en tu búsqueda de la salud renal.

4.1 Tipos de Diálisis: Hemodiálisis y Diálisis Peritoneal

<u>Hemodiálisis: El Camino del Filtrado Extracorpóreo</u>

La hemodiálisis es como un viaje programado a una estación especializada para filtrar tu sangre. Aquí hay algunas claves para entender esta ruta:

1. El Centro de Hemodiálisis: La hemodiálisis generalmente se realiza en un centro especializado. Imagina este lugar como una estación de servicio para tus riñones, donde un equipo capacitado se encarga de realizar el proceso de filtrado.

2. La Máquina de Hemodiálisis: Durante la hemodiálisis, tu sangre se extrae de tu cuerpo y se dirige a una máquina especializada. Esta máquina actúa como un filtro que elimina los desechos y el exceso de líquidos de la sangre.

3. Duración y Frecuencia: Las sesiones de hemodiálisis suelen durar varias horas y se realizan varias veces a la semana, según las necesidades de cada individuo. Es un compromiso regular, pero vital para mantener la salud renal.

<u>Ventajas de la Hemodiálisis</u>

1. Eficacia en el Filtrado: La hemodiálisis es efectiva para eliminar desechos y líquidos de la sangre de manera rápida.

2. Supervisión Profesional: Al realizarse en un centro especializado, cuenta con la supervisión constante de profesionales de la salud.

3. Diálisis Peritoneal Renal: Un Viaje Autónomo en tu Propio Espacio

Ahora, cambiemos de ruta y exploremos la diálisis peritoneal renal, una opción que te brinda más autonomía en tu viaje de filtrado sanguíneo. Aquí hay algunas claves para entender esta ruta:

1. En Casa: La diálisis peritoneal se puede realizar en la comodidad de tu hogar. Imagina tu espacio familiar como el centro de operaciones para esta terapia.

2. El Peritoneo como Filtro Natural: En lugar de una máquina externa, la diálisis peritoneal utiliza el peritoneo, una membrana en tu abdomen, como un filtro natural. Un líquido especial se introduce en el abdomen y absorbe los desechos y el exceso de líquidos. Luego, este líquido se drena, llevándose consigo las sustancias no deseadas.

3. Ciclos Múltiples: La diálisis peritoneal renal implica varios ciclos a lo largo del día y la noche. Este enfoque más distribuido proporciona una forma continua de filtrado.

<u>**Ventajas de la Diálisis Peritoneal Renal**</u>

Mayor Autonomía: Al realizarse en casa, brinda mayor autonomía y flexibilidad en comparación con la hemodiálisis.

Menos Restricciones Dietéticas: Algunas personas encuentran que la diálisis peritoneal permite una dieta menos restrictiva en comparación con la hemodiálisis.

Ambas opciones de diálisis son como rutas que pueden llevarnos a nuestro destino de riñones más saludables. La elección entre hemodiálisis y diálisis peritoneal renal a menudo se basa en factores como las preferencias personales, el estilo de vida y las necesidades médicas individuales. Es como tener opciones en un viaje, donde eliges la ruta que mejor se adapte a ti.

<u>**Cómo Elegir la Ruta Adecuada para Ti**</u>

a. Estilo de Vida: Considera tu rutina diaria, tus compromisos y tus preferencias de tratamiento. ¿Valoras la autonomía y la flexibilidad en casa, o prefieres la supervisión profesional en un centro?

a. Salud General: Las condiciones médicas individuales pueden influir en la elección de la diálisis. Tu equipo médico te guiará en la dirección correcta según tus necesidades de salud específicas.

a. Apoyo y Educación: Obtener información y apoyo educativo sobre ambas opciones te ayudará a tomar decisiones informadas. Habla con tu equipo médico y participa en programas educativos sobre diálisis.

a. Adaptabilidad a Cambios: Considera cómo cada opción se adapta a posibles cambios en tu vida. La adaptabilidad es clave para mantener la consistencia en tu tratamiento.

La hemodiálisis y la diálisis peritoneal renal son como dos caminos que conducen hacia la salud renal. Ambas ofrecen formas efectivas de filtrar la sangre y mantener los riñones en funcionamiento. Al comprender las características y ventajas de cada ruta, estarás mejor equipado para tomar decisiones informadas en tu viaje renal.

4.2 Proceso de Diálisis: Qué Esperar y Cómo Prepararse

1. Preparativos para la Sesión de Diálisis

Antes de comenzar la diálisis, hay algunos preparativos claves:

Acceso Vascular: Si estás optando por la hemodiálisis, se necesitará un acceso vascular, como un catéter o una fístula. Este acceso proporciona una ruta para que la sangre fluya hacia y desde la máquina de diálisis.

Posicionamiento en la Máquina: En el caso de la hemodiálisis, te conectarán a la máquina a través de tu acceso vascular. Para la diálisis peritoneal, el proceso generalmente se realiza en casa, y tu equipo médico te proporcionará el equipo necesario.

2. Durante la Sesión de Diálisis

El proceso de diálisis implica varias etapas mientras la sangre se filtra para eliminar desechos y líquidos adicionales. Algunos aspectos clave incluyen:

1. Filtrado de la Sangre: En la hemodiálisis, la sangre se extrae del cuerpo y se dirige a la máquina de diálisis, donde se filtra antes de regresar al cuerpo. En la diálisis peritoneal, el líquido especial se introduce en el abdomen y absorbe los desechos antes de ser drenado.

2. Monitoreo Constante: Durante la sesión de diálisis, tu equipo médico supervisará constantemente el proceso. En la hemodiálisis, esto ocurre en un centro especializado, mientras que la diálisis peritoneal permite una mayor autonomía en casa.

3. Duración de la Sesión: La duración de cada sesión puede variar. La hemodiálisis suele llevar varias horas y se realiza varias veces a la semana. La diálisis peritoneal implica ciclos distribuidos a lo largo del día y la noche.

3. Después de la Sesión de Diálisis

Después de completar la sesión de diálisis, es importante tener en cuenta algunos aspectos clave:

1. Recuperación: Puede ser necesario un tiempo breve de recuperación, especialmente después de la hemodiálisis. Es posible que te sientas cansado, pero esta sensación suele disminuir con el tiempo.

2. Hidratación y Alimentación: Después de la diálisis, mantenerse hidratado y seguir una alimentación equilibrada es esencial. Tu equipo médico puede ofrecer pautas específicas.

3. Seguimiento Médico: Mantener un seguimiento médico regular es fundamental. Tu equipo médico revisará tu progreso y realizará ajustes según sea necesario.

4. Cómo Prepararse Mental y Emocionalmente

La preparación para la diálisis no se limita solo a lo físico; la salud mental y emocional también son cruciales. Aquí hay algunos consejos:

- Educación Continua: Obtener información detallada sobre el proceso de diálisis te ayuda a sentirte más preparado y capacitado.
- Comunicación Abierta: Hablar con tu equipo médico sobre cualquier inquietud o pregunta que puedas tener. La comunicación abierta fortalece la confianza y la comprensión mutua.
- Apoyo Emocional: Buscar el apoyo de amigos, familiares o grupos de

apoyo puede ser reconfortante. Compartir tus sentimientos y experiencias puede aliviar la carga emocional.

- Establecer Rutinas: Establecer rutinas diarias que incluyan tiempo para el autocuidado y actividades placenteras puede ayudar a mantener una mentalidad positiva.

5. Aspectos Importantes a Considerar

<u>Condiciones del Espacio en Casa:</u> Si estás optando por la diálisis peritoneal en casa, asegúrate de tener un espacio limpio y organizado para llevar a cabo el proceso.

<u>Higiene Rigurosa:</u> La higiene es fundamental para prevenir infecciones, especialmente en el caso de la diálisis peritoneal donde se manipula el líquido especial.

<u>Planificación del Tiempo:</u> Ajustar tu agenda para acomodar las sesiones de diálisis y los momentos de recuperación es esencial. La planificación adecuada facilita la integración de la diálisis en tu vida diaria.

El proceso de diálisis es como navegar en aguas específicas para mantener la salud renal. Comprender qué esperar, cómo prepararse y cuidar tu bienestar emocional son componentes clave de este viaje. Al mirar este proceso como una herramienta para fortalecer tus riñones, puedes abordarlo con confianza y determinación. Sigamos explorando juntos, aprendiendo más sobre el viaje de la diálisis y avanzando hacia riñones fuertes y saludables. ¡Adelante en nuestro viaje renal!

4.3 Viviendo una Vida Plena Durante la Diálisis

A) Manteniendo Conexiones Sociales

La diálisis no significa estar solo. Mantener conexiones sociales es esencial para una vida plena. Aquí hay algunas formas de fortalecer tus lazos:

Participa en Grupos de Apoyo: Unirte a grupos de apoyo te permite compartir experiencias con personas que comprenden tu viaje. La conexión con otros que están pasando por situaciones similares puede ser reconfortante.

Involucra a la Familia: La diálisis no solo es un viaje individual, sino también familiar. Involucrar a la familia en tu proceso crea un sistema de apoyo sólido.

Explora Actividades Sociales: Participar en actividades sociales, incluso de forma virtual, te ayuda a mantenerte conectado con amigos y seres queridos.

B) Enfrentando Desafíos Emocionales

La diálisis puede desencadenar una gama de emociones, pero enfrentar estos desafíos emocionales es parte integral de vivir plenamente:

Habla sobre tus Sentimientos: Comunicarte abierta y honestamente sobre tus sentimientos con amigos, familiares o profesionales de la salud puede aliviar la carga emocional.

Busca Apoyo Profesional: Consultar con un profesional de la salud mental puede brindarte herramientas para manejar el estrés y las emociones difíciles.

Encuentra Momentos de Alegría: A pesar de los desafíos, busca momentos de alegría en tu día. Puede ser disfrutar de una comida especial, leer un libro que te apasione o practicar una actividad que ames.

C) Integrando Hábitos Saludables

Mantener hábitos saludables es fundamental para una vida plena durante la diálisis:

- Dieta Equilibrada: Una alimentación balanceada, adaptada a las necesidades de tu tratamiento, contribuye a tu bienestar general.

- Actividad Física Ajustada: Realizar actividad física según las indicaciones de tu equipo médico puede mejorar tu estado de ánimo y tu salud física.

- Cuidado Personal: El autocuidado, que incluye el descanso adecuado y momentos de relajación, es esencial para tu bienestar.

D) Descubriendo Nuevas Pasiones

La diálisis no limita tu capacidad para descubrir nuevas pasiones o disfrutar de actividades existentes:

Aprende Algo Nuevo: Explora nuevas habilidades o intereses que puedas desarrollar durante las sesiones de diálisis o en tu tiempo libre.

Cultiva Pasiones Existentes: Continúa disfrutando de las actividades que amas. Ya sea la música, el arte o la jardinería, mantener estas pasiones enriquece tu vida diaria.

Establece Metas Pequeñas: Establecer metas alcanzables te brinda un sentido de logro y motivación. Celebra cada pequeño paso en tu viaje.

E) Planificación de Tiempo para la Diálisis

La diálisis forma parte de tu rutina, pero también es importante equilibrar tu tiempo de tratamiento con otras actividades:

1. Programa Descansos: Si las sesiones de diálisis son largas, programa descansos para leer, escuchar música o disfrutar de una breve caminata.

2. Aprovecha las Sesiones en Casa: Si estás en diálisis peritoneal en casa, puedes realizar algunas actividades mientras llevas a cabo el proceso. Escuchar un podcast, ver una película o leer son opciones que pueden hacer que el tiempo pase más rápido.

3. Planificación de Actividades Después de la Diálisis: Organizar actividades placenteras después de las sesiones de diálisis te brinda algo agradable en lo que esperar.

Vivir una vida plena durante la diálisis es como descubrir la fuerza en cada día de tu viaje renal. Mantener conexiones sociales, enfrentar desafíos emocionales, integrar hábitos saludables, descubrir nuevas pasiones y planificar tu tiempo son estrategias clave. Cada día presenta oportunidades para encontrar significado, alegría y conexión.

Capítulo 5: Dieta Renal: Alimentación para el Bienestar Renal

En este capítulo exploremos cómo nuestros hábitos alimenticios pueden desempeñar un papel crucial en el bienestar de nuestros riñones. Aquí te guiaremos a través de opciones nutricionales para fortalecer tus riñones y mejorar tu salud en general. Estamos aquí para desglosar de manera sencilla y accesible cómo puedes alimentarte para el bienestar renal, proporcionándote las herramientas necesarias para tomar decisiones informadas en tu viaje hacia riñones más fuertes y saludables. Comprender cómo nutrir tus riñones con sabiduría a través de la alimentación es esencial para el bienestar renal.

5.1 Principios de una Dieta Renal Saludable

1. Control de la Ingesta de Proteínas

Las proteínas son como los ladrillos esenciales para construir y reparar nuestro cuerpo. Sin embargo, en el caso de riñones comprometidos, es crucial controlar la cantidad de proteínas que consumimos. Aquí hay algunas claves:

Calidad sobre Cantidad: Opta por proteínas de alta calidad, como las presentes en carnes magras, pescado, huevos y productos lácteos bajos en grasa. Estas proteínas son más fáciles de procesar para tus riñones.

Monitoreo de Porciones: Controlar las porciones de proteínas es esencial. Un nutricionista puede ayudarte a establecer pautas específicas según tus necesidades individuales.

2. Gestión de la Ingesta de Sodio

El sodio, presente en la sal y muchos alimentos procesados, puede afectar la presión arterial y la retención de líquidos. Aquí hay algunas estrategias para gestionar la ingesta de sodio:

- Cocina con Especias y Hierbas: En lugar de depender en exceso de la sal, explora el mundo de las especias y hierbas para sazonar tus comidas.

- Leer Etiquetas Nutricionales: Familiarízate con la lectura de etiquetas para identificar alimentos con bajo contenido de sodio. Opta por opciones frescas y evita los alimentos altos en sodio.

- Evitar los Alimentos Procesados: Los alimentos procesados suelen contener niveles elevados de sodio. Opta por alimentos frescos y prepara tus comidas siempre que sea posible.

3. Control de la Ingesta de Fósforo

El fósforo, presente en alimentos como lácteos, nueces y ciertos granos, puede acumularse en el cuerpo cuando los riñones no pueden eliminarlo eficientemente. Aquí hay algunas sugerencias:

Limitar Alimentos Ricos en Fósforo: Controla la ingesta de alimentos ricos en fósforo, como quesos fuertes, nueces y germen de trigo.

Elección de Lácteos Bajos en Fósforo: Opta por opciones lácteas bajas en fósforo, como leche descremada o yogur.

Preparación de Alimentos: Algunos métodos de preparación, como remojar ciertos granos y legumbres, pueden reducir su contenido de fósforo.

4. Consumo Moderado de Potasio

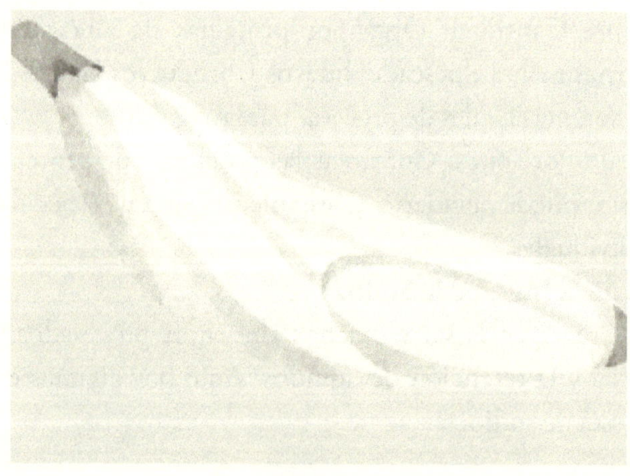

El potasio es esencial para la salud, pero su control es crucial cuando se trata de riñones comprometidos. Aquí hay algunas recomendaciones:

a) Frutas y Verduras Moderadas: Incluye frutas y verduras en tu dieta, pero en cantidades moderadas. Opta por opciones bajas en potasio, como manzanas, uvas y zanahorias.

b) Procesamiento de Alimentos: Algunos métodos de procesamiento, como hervir ciertos vegetales, pueden reducir su contenido de potasio.

c) Equilibrio con Calcio: Mantén un equilibrio adecuado entre el consumo de potasio y calcio, ya que estos minerales interactúan en el cuerpo.

5. Hidratación Consciente

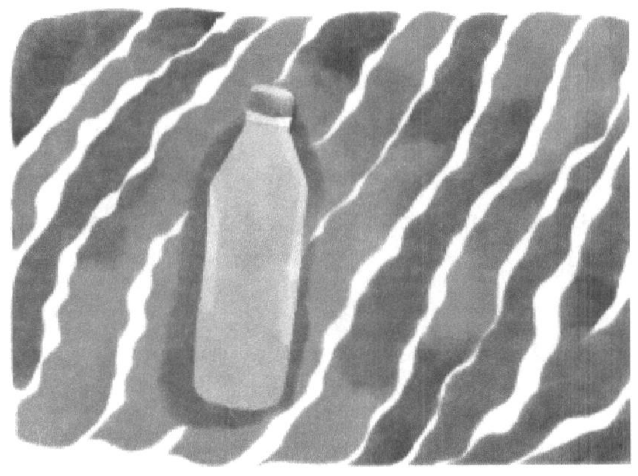

Mantenerse hidratado es clave para la salud renal, pero la cantidad de líquidos puede variar según las necesidades individuales. Aquí hay algunas sugerencias:

1. Escucha a tu Cuerpo: Presta atención a las señales de tu cuerpo. Bebe cuando tengas sed y ajusta tu ingesta de líquidos según las indicaciones de tu equipo médico.

1. Limitación de Bebidas Azucaradas: Limita el consumo de bebidas azucaradas, ya que pueden contribuir a la ingesta excesiva de calorías y afectar la salud general.

1. Inclusión de Agua en las Comidas: Beber agua durante las comidas

puede ayudar en la digestión y evitar la deshidratación.

Los principios de una dieta renal saludable son como las herramientas clave en tu caja de bienestar renal. Controlar la ingesta de proteínas, gestionar el sodio, controlar el fósforo, moderar el potasio y mantener una hidratación consciente son pasos esenciales. Recuerda que la personalización es clave, y trabajar de cerca con tu equipo médico y un nutricionista puede ayudarte a adaptar estos principios a tus necesidades específicas.

5.2 Alimentos que Deben Evitarse y Alimentos Recomendados

Alimentos que Deben Evitarse

- Alimentos Altos en Sodio:
    - Evita el Exceso de Sal: Reduzca la ingesta de alimentos procesados, comidas rápidas y condimentos ricos en sal. Opta por cocinar en casa y sazona tus comidas con hierbas y especias.

- Alimentos Ricos en Fósforo:
    - Controla el Consumo de Nueces y Semillas: Aunque son nutritivas, limita las nueces y semillas, ya que pueden ser altas en fósforo. Opta por porciones pequeñas.

- Alimentos Altos en Potasio:
    - Modera Frutas y Verduras: Controla el consumo de frutas y verduras altas en potasio, como plátanos, naranjas y espinacas. Elige opciones más bajas en potasio, como manzanas, uvas y zanahorias.

- Alimentos con Proteínas de Baja Calidad:
    - Limita Carnes Procesadas: Evita carnes procesadas y embutidos, ya que pueden contener proteínas de baja calidad y sodio adicional. Opta por proteínas magras como pollo, pescado y huevos.

- Bebidas Azucaradas:
    - Reduce el Consumo de Bebidas Azucaradas: Limita las bebidas azucaradas, ya que pueden contribuir a la ingesta excesiva de calorías y no aportan beneficios nutricionales significativos.

Alimentos Recomendados

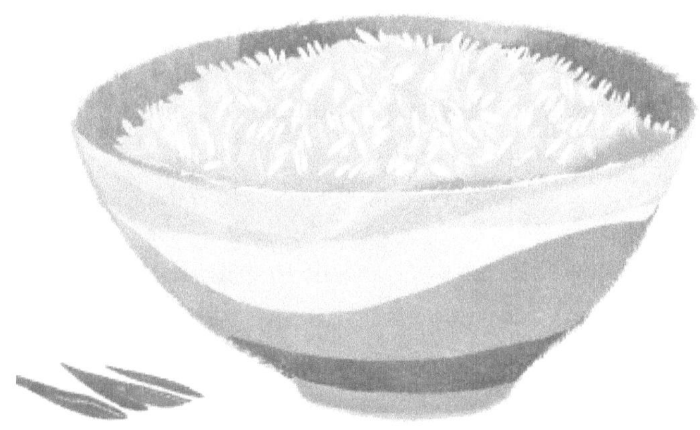

- Vegetales de Hojas Verdes:
    - Espinacas, Lechuga, Col Rizada: Estos vegetales son bajos en potasio y fósforo, haciéndolos excelentes opciones para una dieta renal.

- Frutas Bajas en Potasio:
    - Manzanas, Uvas, Peras: Estas frutas son deliciosas y proporcionan nutrientes sin ser demasiado altas en potasio.

- Pescado de Agua Fría:
    - Salmón, Trucha, Atún: El pescado de agua fría es una excelente fuente de proteínas de alta calidad y ácidos grasos omega-3.

- Huevos:
    - Fuente de Proteínas de Calidad: Los huevos son ricos en proteínas de alta calidad y son versátiles en la cocina.

- Arroz y Pasta:
    - Opciones Bajas en Fósforo: Arroz y pasta son opciones de almidón bajas en fósforo y pueden ser parte de comidas equilibradas.

- Pan Blanco y Cereales Refinados:
    - Alternativas Bajas en Fósforo: Opta por pan blanco y cereales refinados en lugar de opciones integrales para limitar la ingesta de fósforo.

- Manzanas y Arándanos:
    - Frutas Saludables: Manzanas y arándanos son ejemplos de frutas bajas en potasio y fósforo, ideales para una dieta renal.

- Aceite de Oliva:
    - Grasa Saludable: El aceite de oliva es una excelente fuente de grasas saludables y puede ser utilizado en aderezos y cocinar.

Consejos Prácticos para la Alimentación Diaria

- Planificación de Comidas:
    - Prepara Comidas en Casa: Cocinar en casa te permite tener control sobre los ingredientes y reduce la ingesta de alimentos procesados.

- Control de Porciones:
    - Monitorea las Cantidades: Mantén un ojo en el tamaño de las porciones para controlar la ingesta de nutrientes.

- Hidratación Consciente:
    - Bebe Agua Regularmente: Mantén un equilibrio saludable de líquidos bebiendo agua regularmente a lo largo del día.

- Asesoramiento Nutricional:
    - Consulta con un Nutricionista: Un nutricionista puede ofrecer orientación personalizada según tus necesidades específicas.

- Registro de Alimentos:
    - Lleva un Registro de Alimentos: Mantén un registro de tus elecciones alimenticias para identificar patrones y realizar ajustes según sea necesario.

Elegir sabiamente los alimentos en tu dieta renal es como navegar las aguas para fortalecer tus riñones. Evitar alimentos perjudiciales y seleccionar opciones nutritivas te guiará hacia un bienestar renal óptimo. Recuerda que la personalización es clave, y trabajar en colaboración con tu equipo médico y un nutricionista te permitirá adaptar estas recomendaciones a tus necesidades específicas.

5.3 Recetas Nutritivas y Deliciosas para Pacientes Renales

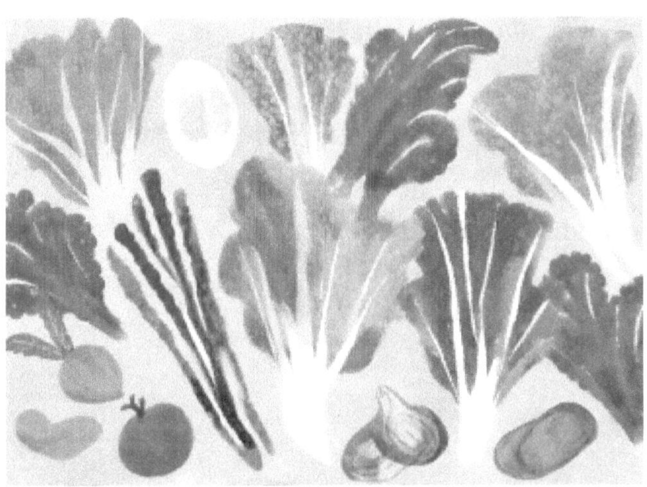

A) Ensalada Fresca de Quinoa con Verduras
Ingredientes:

- 1 taza de quinoa cocida
- 1 pepino, cortado en cubos
- 1 tomate, picado
- 1 aguacate, en rodajas
- 1/4 taza de aceitunas negras, cortadas
- 1/4 taza de queso feta desmenuzado
- 2 cucharadas de aceite de oliva
- Jugo de 1 limón
- Sal y pimienta al gusto

Instrucciones:

- Mezcla la quinoa cocida con las verduras en un tazón grande.
- Agrega las aceitunas y el queso feta.
- En un tazón pequeño, mezcla el aceite de oliva, el jugo de limón, la sal y la pimienta para hacer el aderezo.
- Vierte el aderezo sobre la ensalada y mezcla suavemente.
- Sirve la ensalada fresca y disfruta de este plato lleno de nutrientes.

B) Pollo a la Parrilla con Hierbas Aromáticas
Ingredientes:

- 2 pechugas de pollo deshuesadas y sin piel
- 2 cucharadas de aceite de oliva
- 1 cucharadita de romero fresco, picado
- 1 cucharadita de tomillo fresco, picado
- 1 diente de ajo, picado
- Sal y pimienta al gusto

Instrucciones:

- En un tazón pequeño, mezcla el aceite de oliva, el romero, el tomillo y el ajo.

- Sazona las pechugas de pollo con sal y pimienta al gusto.
- Unta la mezcla de hierbas sobre el pollo.
- Precalienta la parrilla y cocina el pollo hasta que esté bien cocido.
- Sirve el pollo a la parrilla con una guarnición de tu elección y disfruta de esta opción de proteínas sabrosa.

C) Batido de Frutas y Espinacas

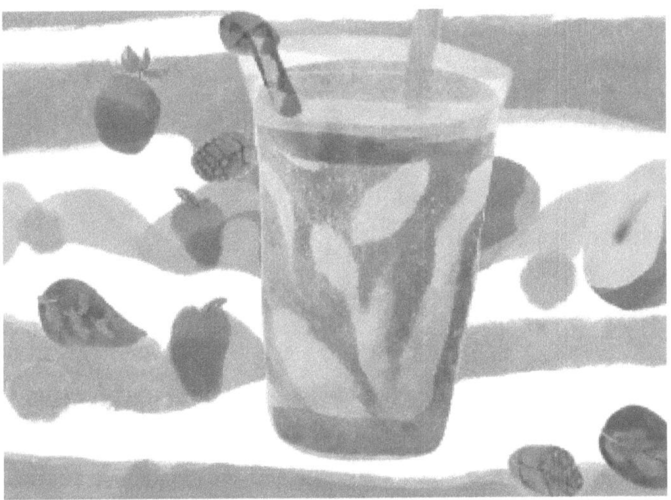

Ingredientes:

- 1 plátano maduro
- 1 taza de piña fresca, en trozos
- 1 taza de espinacas frescas
- 1/2 taza de yogur griego sin grasa
- 1 taza de agua o leche sin lactosa
- Hielo al gusto

Instrucciones:

- Coloca todos los ingredientes en una licuadora.
- Mezcla hasta obtener una consistencia suave.
- Añade más líquido si es necesario y ajusta la cantidad de hielo según tu preferencia.

- Sirve este batido refrescante y lleno de nutrientes.

D) Sopa de Lentejas con Vegetales

Ingredientes:

- 1 taza de lentejas secas, enjuagadas
- 1 zanahoria, cortada en cubos
- 1 apio, cortado en trozos
- 1 cebolla, picada
- 2 dientes de ajo, picados
- 4 tazas de caldo de verduras bajo en sodio
- 1 hoja de laurel
- 1 cucharadita de comino molido
- Sal y pimienta al gusto

Instrucciones:

- En una olla grande, saltea la cebolla y el ajo hasta que estén dorados.
- Agrega las lentejas, zanahoria, apio, caldo de verduras, laurel y comino.
- Lleva la mezcla a ebullición y luego reduce el fuego y cocina a fuego lento hasta que las lentejas estén tiernas.
- Sazona con sal y pimienta al gusto.
- Sirve esta sopa reconfortante y llena de proteínas vegetales.

E) Guarnición de Calabacines a la Parrilla

Ingredientes:

- 2 calabacines, cortados en rodajas
- 2 cucharadas de aceite de oliva
- 1 cucharadita de orégano seco
- 1 cucharadita de albahaca seca
- Sal y pimienta al gusto

Instrucciones:

- Mezcla las rodajas de calabacín con aceite de oliva, orégano y albahaca.

- Asa los calabacines en una parrilla caliente hasta que estén tiernos y con marcas de parrilla.
- Sazona con sal y pimienta al gusto.
- Sirve estos calabacines a la parrilla como guarnición saludable y deliciosa.

Capítulo 6: Manejo del Estilo de Vida: Promoviendo la Salud Renal a Diario

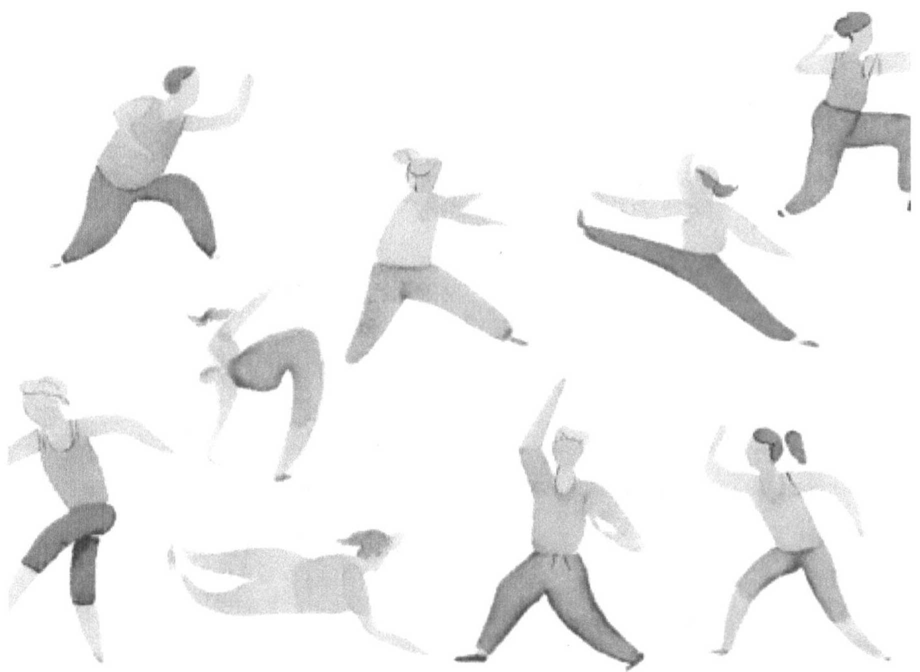

En este tramo de nuestro viaje hacia riñones más fuertes y saludables, nos centraremos en la importancia del ejercicio físico y cómo puede ser un aliado crucial para la salud renal. Imagina el ejercicio como un compañero de viaje, caminando contigo hacia un bienestar renal óptimo. Exploraremos de manera clara y sencilla por qué el movimiento es tan beneficioso y cómo puedes incorporarlo fácilmente a tu rutina diaria.

6.1 Importancia del Ejercicio Físico en la Salud Renal

1. Estimula la Circulación Sanguínea

Cuando te ejercitas, tu corazón bombea más sangre, mejorando la circulación en todo tu cuerpo, incluyendo tus riñones. La sangre lleva oxígeno y nutrientes esenciales a estos órganos, contribuyendo a su salud y funcionamiento óptimo.

2. Controla la Presión Arterial

El ejercicio regular es una herramienta poderosa para controlar la presión arterial. Mantener una presión arterial dentro de los niveles saludables es fundamental para proteger tus riñones, ya que la presión arterial alta puede dañar los vasos sanguíneos en estos órganos.

3. Contribuye a un Peso Saludable

Mantener un peso corporal saludable es beneficioso para la salud renal. El ejercicio ayuda a quemar calorías y a mantener un equilibrio adecuado entre la ingesta y el gasto energético. Un peso saludable reduce la carga sobre los riñones y disminuye el riesgo de enfermedad renal.

4. Mejora la Resistencia y la Energía

El ejercicio regular mejora la resistencia y la capacidad cardiovascular, lo que significa que te sentirás con más energía en tu vida diaria. Esto puede motivarte a mantener hábitos saludables, como una dieta equilibrada y la hidratación adecuada, que son fundamentales para la salud renal.

5. Controla los Niveles de Azúcar en Sangre

El ejercicio también juega un papel crucial en el control de los niveles de azúcar en sangre. Mantener la glucosa en niveles saludables es esencial para prevenir problemas renales relacionados con la diabetes, una de las principales causas de enfermedad renal crónica.

6. Fomenta la Desintoxicación a Través del Sudor

El sudor generado durante el ejercicio actúa como una vía de desintoxicación para el cuerpo. A través de la transpiración, se eliminan toxinas y desechos, aliviando la carga sobre los riñones y promoviendo un ambiente más limpio y saludable en el cuerpo.

7. Combate el Estrés

El estrés puede tener un impacto negativo en la salud renal. El ejercicio es una excelente manera de combatir el estrés, ya que libera endorfinas, las llamadas "hormonas de la felicidad", que no solo mejoran tu estado de ánimo sino que también reducen la carga emocional que el estrés puede poner en tus riñones.

8. Consejos Prácticos para Incorporar el Ejercicio

- Encuentra una Actividad que Disfrutes: elige una actividad física que disfrutes para hacerla parte de tu rutina. Puede ser caminar, nadar, andar en bicicleta o cualquier actividad que te divierta.

- Comienza Poco a Poco: si eres nuevo en el ejercicio, comienza con sesiones cortas y gradualmente aumenta la duración e intensidad. Esto ayuda a prevenir lesiones y a construir una base sólida.

- Incorpora el Ejercicio a tu Rutina Diaria: encuentra formas de incorporar el ejercicio a tu vida diaria. Puedes optar por subir escaleras en lugar de usar el ascensor, caminar en lugar de conducir cortas distancias o hacer estiramientos mientras ves televisión.

- Consulta con tu Médico: antes de comenzar un nuevo programa de ejercicios, especialmente si tienes condiciones médicas preexistentes, consulta con tu médico para asegurarte de que sea seguro para ti.

- Disfruta de Actividades Sociales: participa en actividades físicas que puedas disfrutar con amigos o familiares. Esto no solo hace que el ejercicio sea más divertido, sino que también fortalece las conexiones sociales, otro aspecto clave para la salud renal.

6.2 Control del Estrés y su Impacto en la Función Renal

En esta sección de nuestro viaje hacia riñones más fuertes y saludables, nos sumergiremos en el tema del estrés y cómo su control juega un papel esencial en la función renal. Imagina el estrés como una tormenta que, si no se maneja adecuadamente, puede afectar la serenidad de tus riñones. Exploraremos de manera clara y sencilla por qué es crucial encontrar maneras de equilibrar la vida y cómo hacerlo para fortalecer tus riñones.

A) Cómo el Estrés Impacta los Riñones

El estrés crónico puede tener efectos negativos en la salud renal. Cuando experimentamos estrés, nuestro cuerpo libera hormonas del estrés, como el cortisol y la adrenalina. Estas hormonas, en exceso, pueden contribuir a problemas como la hipertensión arterial, un factor de riesgo para la enfermedad renal crónica.

Además, el estrés puede llevar a comportamientos poco saludables, como el consumo excesivo de alimentos no saludables, la falta de ejercicio y la mala calidad del sueño, todos los cuales pueden afectar negativamente la salud renal.

B) El Ciclo Estrés-Enfermedad Renal

El estrés y la enfermedad renal a menudo están entrelazados en un ciclo. La enfermedad renal puede aumentar el estrés debido a la preocupación por la salud, las restricciones dietéticas y la necesidad de tratamientos. A su vez, el estrés crónico puede empeorar la enfermedad renal al contribuir a la hipertensión y la inflamación, factores que afectan negativamente a los riñones.

C) Estrategias para Controlar el Estrés

Ahora que entendemos cómo el estrés puede afectar los riñones, exploremos estrategias prácticas para manejarlo y promover la tranquilidad renal.

- Prácticas de Relajación:
    - Incorpora prácticas de relajación como la meditación, la respiración profunda o el yoga en tu rutina diaria. Estas técnicas pueden reducir los niveles de cortisol y promover la calma.

- Tiempo para Ti Mismo:
    - Dedica tiempo para actividades que disfrutes y te relajen. Ya sea leer, escuchar música, dar un paseo tranquilo o disfrutar de un baño relajante, es fundamental reservar momentos de tranquilidad.

- Ejercicio Regular:
    - El ejercicio no solo es beneficioso para la salud física, sino también para el bienestar mental. La actividad física libera endorfinas, conocidas como las "hormonas de la felicidad", que ayudan a combatir el estrés.

- Organización y Planificación:
    - Organiza tu tiempo de manera efectiva y establece metas realistas. La sensación de tener el control sobre tu vida y tus responsabilidades puede reducir el estrés.

- Apoyo Social:
  - Comparte tus preocupaciones con amigos cercanos o familiares. El apoyo social es fundamental para enfrentar el estrés y puede proporcionar una perspectiva valiosa.

D) Impacto Positivo en la Salud Renal

Controlar el estrés no solo beneficia la salud mental, sino que también tiene un impacto positivo en la salud renal. Al reducir la liberación de hormonas del estrés y adoptar un enfoque más equilibrado en la vida, puedes ayudar a mantener la presión arterial dentro de los límites saludables y reducir la carga sobre tus riñones.

E) Estilo de Vida Saludable como Defensa contra el Estrés

Adoptar un estilo de vida saludable es una poderosa defensa contra el estrés crónico y sus efectos en la función renal. Una dieta equilibrada, el ejercicio regular y hábitos de sueño saludables trabajan juntos para fortalecer no solo tu bienestar mental, sino también la salud de tus riñones.

Conclusión: Equilibrio para Riñones más Fuertes

En resumen, el control del estrés es como un bálsamo para tus riñones, proporcionándoles un ambiente tranquilo y propicio para su óptimo funcionamiento. Al implementar estrategias para manejar el estrés, puedes contribuir significativamente a la salud renal y general.

6.3 Consejos para un Sueño Reparador y su Relación con la Salud Renal

1. El Sueño y la Regeneración Renal

Durante el sueño, tu cuerpo realiza procesos de reparación y regeneración, y tus riñones no son una excepción. La calidad del sueño está directamente relacionada con la capacidad de tus riñones para cumplir sus funciones esenciales, como filtrar desechos y mantener el equilibrio de líquidos y electrolitos.

2. Impacto del Sueño Inadecuado en la Salud Renal:

La falta de sueño o la calidad deficiente del mismo pueden tener consecuencias negativas para la salud renal. Estudios han sugerido que la privación crónica de sueño puede contribuir al desarrollo de enfermedad renal crónica y aumentar el riesgo de hipertensión, un factor de riesgo para problemas renales.

3. Establece una Rutina de Sueño

Intenta irte a la cama y despertarte a la misma hora todos los días, incluso los fines de semana. Esto ayuda a regular tu reloj biológico y mejora la consistencia del sueño.

4. Crea un Ambiente Propicio para el Sueño

Asegúrate de que tu dormitorio sea oscuro, tranquilo y fresco. Usa cortinas opacas, tapones para los oídos o una máquina de ruido blanco si es necesario.

5. Limita la Exposición a Pantallas antes de Dormir

Reduce el tiempo frente a pantallas electrónicas antes de acostarte. La luz azul de estos dispositivos puede interferir con la producción de melatonina, la hormona del sueño.

6. Evita Estimulantes Antes de Dormir

Limita el consumo de cafeína y evita alimentos o bebidas estimulantes antes de acostarte. Estos pueden interferir con la calidad del sueño.

7. Realiza Actividad Física Regularmente

La actividad física regular puede mejorar la calidad del sueño. Intenta hacer ejercicio durante el día, pero evita entrenamientos intensos justo antes de acostarte.

8. Establece una Rutina Relajante antes de Dormir

Desarrolla una rutina relajante antes de acostarte, como leer un libro, tomar un baño caliente o practicar la meditación. Estas actividades pueden ayudar a preparar tu mente y cuerpo para el sueño.

9. Conexión entre el Sueño y la Presión Arterial

Mantener una presión arterial saludable es crucial para la salud renal, y el sueño desempeña un papel significativo en este aspecto. Durante el sueño profundo, la presión arterial disminuye, permitiendo que el sistema cardiovascular se relaje y se repare. La falta de sueño puede contribuir a la hipertensión, un factor de riesgo para problemas renales.

10. La Melatonina y su Impacto Positivo

La melatonina, la hormona del sueño, no solo regula el ciclo sueño-vigilia, sino que también tiene propiedades antioxidantes y antiinflamatorias. Estos efectos pueden ayudar a proteger los riñones contra el estrés oxidativo y la inflamación, promoviendo su salud a largo plazo.

El sueño reparador es como un elixir para tus riñones, proporcionándoles el descanso necesario para funcionar de manera óptima. Al adoptar hábitos de sueño saludables, estás invirtiendo en la salud renal y general de tu cuerpo.

Capítulo 7: Apoyo y Recursos: Navegando el Viaje Renal con Ayuda

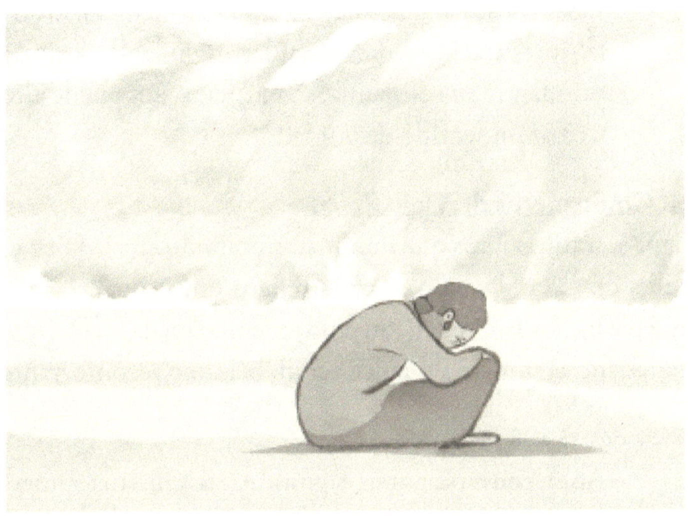

En este segmento crucial de nuestro viaje hacia la salud renal, nos adentraremos en la importancia de las redes de apoyo: la familia, los amigos y los grupos de apoyo que pueden convertirse en pilares fundamentales mientras pasamos por los desafíos y triunfos de mantener riñones saludables. Visualiza estas redes como brazos solidarios que te sostienen y te acompañan en cada paso de tu travesía.

7.1 Redes de Apoyo: Familia, Amigos y Grupos de Apoyo

<u>Familia: Pilares Inquebrantables</u>

Tu familia es como el ancla que te mantiene firme en medio de las aguas del viaje renal. Pueden ser tus padres, hermanos, hijos o cualquier persona que comparta lazos cercanos contigo. Su apoyo emocional, comprensión y participación activa en tu cuidado renal son invaluables.

- Comunicación Abierta:
  - Fomenta un ambiente de comunicación abierta con tu familia. Explícales tu situación, tus necesidades y cómo pueden apoyarte. La comprensión mutua fortalecerá los lazos familiares y hará que enfrentar los desafíos sea más llevadero.

- Participación en el Cuidado Diario:
  - Invita a tu familia a formar parte de tu rutina diaria de cuidado renal. Ya sea acompañándote a citas médicas, ayudándote con la preparación de comidas saludables o simplemente brindando su compañía, su participación puede aliviar la carga y crear un sentido de unidad.

Amigos: Compañeros de Viaje Renal

Los amigos son como faros que iluminan tu camino en el viaje renal. Pueden ser compañeros de toda la vida o nuevos amigos que encuentras en grupos de apoyo o en la comunidad renal. Su apoyo emocional y su capacidad para compartir experiencias similares pueden ser un bálsamo reconfortante.

- Conversaciones Significativas:
  - Abre conversaciones significativas con tus amigos sobre tu salud renal. Compartir tus desafíos y triunfos no solo fortalece la amistad, sino que también aumenta la conciencia sobre la importancia de la salud renal.

- Celebraciones y Desafíos Compartidos:
  - Celebra los momentos positivos junto a tus amigos y busca apoyo cuando enfrentes desafíos. Saber que no estás solo en tu viaje renal puede marcar la diferencia en tu perspectiva.

Grupos de Apoyo: Comunidades Solidarias

Los grupos de apoyo son como oasis de comprensión y compasión en medio del viaje renal. Estos grupos reúnen a personas que comparten experiencias similares, proporcionando un espacio seguro para el intercambio de información y el apoyo emocional.

- Participación Activa:
  - Únete a grupos de apoyo en línea o presenciales. La participación activa te conectará con personas que han pasado por situaciones similares y que pueden ofrecer valiosos consejos y apoyo.

- Aprendizaje Continuo:
  - Aprovecha la oportunidad de aprender de las experiencias de los demás en los grupos de apoyo. Preguntas sobre tratamientos, estrategias de afrontamiento y consejos prácticos pueden enriquecer tu propio conocimiento.

Cómo Construir y Fortalecer tus Redes de Apoyo

- Comunicación Clara:
  - La comunicación clara y honesta es fundamental en todas las relaciones. Expresa tus necesidades, temores y triunfos para que tus seres queridos puedan comprender mejor tu situación.

- Educación sobre la Salud Renal:
  - Proporciona información sobre la salud renal a tus seres queridos para que comprendan mejor los desafíos que enfrentas. La educación puede derribar mitos y construir una base sólida de apoyo.

- Celebración de Logros Pequeños:
  - Celebra los logros, incluso los más pequeños. Esto no solo refuerza tu propia confianza, sino que también permite que tus seres queridos compartan tu alegría y se sientan parte de tu éxito.

- Buscar Recursos en Línea:
  - Explora recursos en línea, como foros de pacientes o redes sociales especializadas en salud renal. Estos lugares pueden ofrecer conexiones valiosas y consejos de personas que están experimentando situaciones similares.

Las redes de apoyo son como cimientos sólidos que sostienen tu viaje renal. Tu familia, amigos y compañeros de grupos de apoyo forman una comunidad única que puede marcar la diferencia en tu bienestar.

7.2 Rol del Equipo Médico en el Manejo Integral de la Enfermedad Renal

Los equipos médicos son guías expertas que te acompañan, brindándote cuidado, conocimientos y apoyo a lo largo de tu travesía. A continuación explicaremos por qué contar con un equipo médico sólido es esencial y cómo trabajar en colaboración con estos profesionales puede fortalecer tu enfoque hacia una salud renal óptima.

A) El Equipo Médico como Socio en la Salud Renal

Tu equipo médico es un conjunto de profesionales de la salud que colaboran para brindarte la mejor atención posible. Este equipo puede incluir nefrólogos (médicos especializados en riñones), enfermeros, dietistas, asistentes sociales y otros especialistas según tus necesidades específicas.

- Coordinación de Cuidados:
    - El equipo médico se encarga de coordinar tu atención integral. Trabajan juntos para desarrollar un plan de cuidado personalizado que aborde todos los aspectos de tu salud renal, desde el tratamiento médico hasta el apoyo emocional.

- Monitoreo Continuo:
    - Tus profesionales de la salud monitorean continuamente tu estado de salud renal. Esto implica análisis de sangre periódicos, evaluaciones de la función renal y ajustes en el plan de tratamiento según sea necesario.

B) Nefrólogo: el Experto en Riñones

El nefrólogo es un médico especializado en enfermedades renales y desempeña un papel central en tu equipo médico.

- Diagnóstico y Tratamiento:
    - El nefrólogo evalúa tus síntomas, realiza pruebas diagnósticas y

desarrolla un plan de tratamiento específico para tu condición renal. Esto puede incluir medicamentos, cambios en la dieta y otras intervenciones.

- Monitoreo a Largo Plazo:
    - Trabaja contigo para monitorear a largo plazo la salud de tus riñones y ajustar el tratamiento según sea necesario. La comunicación abierta con tu nefrólogo es esencial para un manejo efectivo.

C) Enfermeros: Apoyo Directo en el Cuidado Diario

Los enfermeros desempeñan un papel crucial en brindar apoyo directo y educación sobre el cuidado renal.

- Educación y Asesoramiento:
    - Los enfermeros te educan sobre la administración de medicamentos, la monitorización de síntomas y la gestión de situaciones específicas relacionadas con la enfermedad renal. Su experiencia contribuye a tu capacidad para gestionar tu salud renal en la vida diaria.

- Vínculo entre Paciente y Médico:
    - Actúan como un vínculo importante entre tú y tu nefrólogo. Reportan cualquier cambio en tu condición al equipo médico y te brindan la atención y el apoyo necesarios.

D) Dietista: Cuidando tu Alimentación Renal

El dietista es un miembro clave del equipo médico, especialmente en el manejo de enfermedades renales.

- Planificación de Dietas Específicas:
    - Trabaja contigo para planificar una dieta específica que apoye la salud de tus riñones. Esto implica controlar la ingesta de sodio, proteínas y otros nutrientes para evitar la carga adicional en los riñones.

- Educación Nutricional:

○ Proporciona educación nutricional personalizada para que puedas tomar decisiones informadas sobre tus opciones alimenticias. Esto es esencial para controlar la progresión de la enfermedad renal y mantener la salud general.

E) Asistentes Sociales: Apoyo Emocional y Logístico

Los asistentes sociales brindan apoyo emocional y ayudan con aspectos logísticos relacionados con tu enfermedad renal.

- Apoyo Emocional:
    - ○ Ayudan a manejar el impacto emocional de la enfermedad renal, ofreciendo apoyo y recursos para lidiar con el estrés, la ansiedad o la depresión que pueden surgir.

- Gestión de Recursos:
    - ○ Ayudan en cuestiones logísticas como la coordinación de seguros, la obtención de recursos financieros y la orientación sobre programas de apoyo disponibles.

F) Trabajo en Colaboración: Clave para el Éxito

El éxito en el manejo de la enfermedad renal radica en el trabajo en colaboración con tu equipo médico.

- Comunicación Abierta:
    - ○ Mantén una comunicación abierta y honesta con todos los miembros de tu equipo médico. Comparte cualquier síntoma, preocupación o pregunta que puedas tener.

- Participación Activa:
    - ○ Participa activamente en tu atención renal. Entiende tu plan de tratamiento, sigue las recomendaciones de tu equipo médico y haz preguntas cuando algo no esté claro.

Tu equipo médico es un conjunto de socios comprometidos en tu viaje renal. Desde el nefrólogo hasta los enfermeros, dietistas y asistentes sociales, cada miembro desempeña un papel crucial en tu atención integral.

7.3 Recursos en Línea y Organizaciones de Pacientes Renales

<u>**Recursos en Línea: Una Biblioteca Virtual para la Salud Renal**</u>

Los recursos en línea son como una biblioteca virtual que alberga información esencial sobre la salud renal, tratamientos, consejos de estilo de vida y más. Acceder a estos recursos te empodera con conocimientos que te ayudarán a comprender mejor tu condición y tomar decisiones informadas.

- Sitios Web Confiables:
    - Explora sitios web confiables que se centren en la salud renal, como los proporcionados por organizaciones médicas, hospitales o instituciones especializadas en nefrología. Estos sitios suelen ofrecer información precisa y actualizada.

- Foros y Comunidades en Línea:
    - Únete a foros y comunidades en línea centradas en la salud renal. Estos espacios te permiten conectarte con personas que comparten experiencias similares, hacer preguntas y recibir apoyo emocional de una comunidad comprensiva.

- Videos Educativos:
    - Aprovecha los videos educativos disponibles en plataformas como YouTube. Muchas organizaciones y profesionales de la salud comparten contenido valioso que aborda temas específicos relacionados con la enfermedad renal.

<u>**Organizaciones de Pacientes Renales: Compañeros en la Travesía**</u>

Las organizaciones de pacientes renales son como compañeros expertos en tu travesía renal. Estas organizaciones se dedican a brindar apoyo, educación y recursos para aquellos que enfrentan desafíos renales.

- Información Personalizada:
    - Estas organizaciones ofrecen información personalizada sobre la enfermedad renal, tratamientos y estrategias para el manejo diario. Puedes confiar en que la información que proporcionan

es precisa y basada en la investigación.

- Eventos y Conferencias:
    - Muchas organizaciones de pacientes renales organizan eventos, conferencias y webinars. Estos eventos son oportunidades excelentes para aprender de expertos, conectarte con otros pacientes y obtener información actualizada sobre avances en el campo.

- Programas de Apoyo Emocional:
    - Algunas organizaciones ofrecen programas de apoyo emocional, que pueden incluir líneas telefónicas de ayuda, grupos de apoyo en persona o en línea, y recursos para manejar el estrés y la ansiedad relacionados con la enfermedad renal.

<u>Cómo Aprovechar los Recursos en Línea y las Organizaciones de Pacientes Renales</u>

- Investigación Informada:
    - Investiga de manera informada utilizando recursos en línea confiables. Comprender los aspectos médicos de la enfermedad renal te permite tomar decisiones más informadas sobre tu atención y estilo de vida.

- Participación Activa:
    - Participa activamente en las comunidades en línea y eventos organizados por las asociaciones de pacientes renales. Comparte tus experiencias, haz preguntas y aprende de los demás. La participación activa fortalece tu conexión con la comunidad renal.

- Registro en Programas de Apoyo:
    - Si una organización ofrece programas de apoyo emocional, regístrate y participa. Estos programas pueden brindarte el apoyo necesario para sobrellevar el impacto emocional de la enfermedad renal.

Beneficios de Conectar con Recursos en Línea y Organizaciones de Pacientes Renales

- Apoyo Emocional:
    - Conectar con otros pacientes renales a través de foros y grupos de apoyo proporciona apoyo emocional. Compartir tus experiencias y escuchar las de los demás crea un sentido de comunidad y comprensión.

- Información Actualizada:
    - Mantente al día con la información más reciente sobre tratamientos, investigaciones y avances en la salud renal. Los recursos en línea y las organizaciones de pacientes suelen ser fuentes confiables de información actualizada.

- Empoderamiento Personal:
    - Acceder a recursos en línea y conectarte con organizaciones de pacientes renales te empodera para ser un defensor efectivo de tu propia salud. La información y el apoyo que obtienes te ayudan a tomar decisiones informadas y positivas.

Los recursos en línea y las organizaciones de pacientes renales son como guías expertas en el ciberespacio renal. Te ofrecen información, apoyo emocional y conexiones valiosas con una comunidad que entiende tus desafíos.

Conclusión

Al llegar al final de nuestro libro sobre salud renal, es el momento perfecto para reflexionar sobre el valioso viaje que hemos compartido. Juntos, hemos explorado el fascinante mundo de nuestros riñones, órganos esenciales que desempeñan un papel clave en mantener nuestro cuerpo en equilibrio. A lo largo de estas páginas, hemos explorado cómo cuidar de nuestros riñones, enfrentar desafíos y fomentar una vida plena y saludable.

Comencemos celebrando la maravilla que son nuestros riñones. Estos órganos trabajan incansablemente detrás de escena, filtrando desechos y manteniendo nuestro cuerpo en un estado de equilibrio. Aunque a menudo pasan desapercibidos, nuestros riñones merecen nuestra atención y cuidado.

Hemos aprendido que la prevención es clave en el cuidado renal. Adoptar hábitos diarios saludables, desde una dieta equilibrada hasta mantenernos hidratados, es como brindarle a nuestros riñones un abrazo diario. Cada elección consciente es una inversión en nuestra salud renal a largo plazo.

También hemos explorado el vínculo especial entre cuerpo y mente en el contexto de la salud renal. Entendemos ahora que el estrés y la salud emocional pueden afectar directamente a nuestros riñones. Cuidar de nuestra salud mental es tan importante como cuidar de nuestros riñones físicamente.

A lo largo de estas páginas, hemos destacado la fuerza que surge de la conexión con otros. Ya sea a través de amigos, familiares, comunidades en línea o equipos médicos, el apoyo mutuo crea un entorno enriquecedor. Saber que no estamos solos en nuestro viaje renal es un recordatorio reconfortante.

La educación continua ha sido una luz guía en nuestro viaje. Comprender cómo nuestras elecciones afectan a nuestros riñones nos permite ser arquitectos activos de nuestra salud renal. La adaptabilidad también ha sido un tema recurrente, recordándonos que la vida está llena de cambios, y nuestro enfoque hacia la salud renal puede evolucionar con nosotros.

En nuestra travesía, hemos celebrado cada pequeño logro. Cada paso hacia una dieta más saludable, cada elección de estilo de vida consciente y cada día de cuidado renal son victorias que merecen reconocimiento. Celebrar estos logros nos impulsa hacia adelante con un espíritu de positividad y gratitud.

Al cerrar este libro, nos damos cuenta de que esto no es un final, sino un nuevo comienzo en nuestro viaje renal. Miramos hacia el futuro con optimismo y un compromiso renovado de cuidar de nuestros riñones. La salud renal es un viaje continuo, y cada día nos brinda la oportunidad de fortalecer nuestros riñones y mejorar nuestra calidad de vida.

Queremos expresar un agradecimiento sincero por acompañarnos en este viaje. Tu dedicación a la salud renal y el deseo de aprender y mejorar son inspiradores. Esperamos que este libro haya sido más que palabras en papel; que haya sido una guía práctica y alentadora en tu viaje hacia riñones más fuertes y una vida más saludable.

En este punto de nuestro viaje, te invitamos a continuar explorando, aprendiendo y aplicando lo que has descubierto. Cada elección que haces en tu vida diaria es un paso hacia adelante en tu viaje renal. Sigamos el camino juntos, apoyándonos mutuamente y celebrando cada logro en nuestro camino hacia una salud renal vibrante y duradera.

Did you love *Domina tu Salud Renal*? Then you should read *Controlando la Diabetes: Guía para Gestionar la Diabetes Tipo 1, Tipo 2 y Gestacional. Estrategias Prácticas para el Manejo del Azúcar en Sangre y Adaptación al Estilo de Vida*[1] by Dr. Paul Sterling (ESP)!

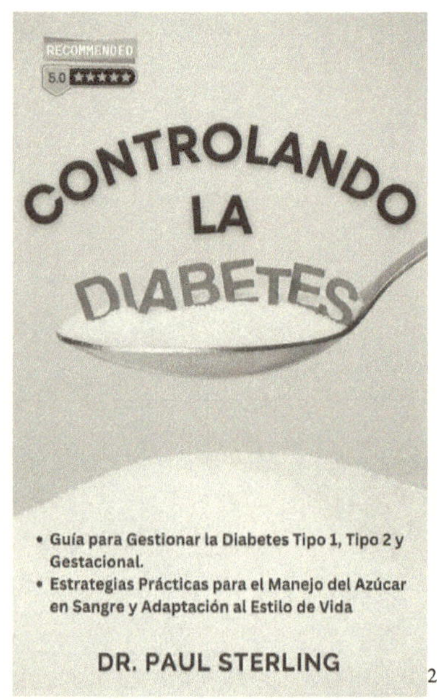

[2]

¿Estás listo para transformar tu relación con la diabetes?

"Controlando la Diabetes" es mucho más que una guía; es tu compañero integral en el viaje hacia un control total de tu salud. Este libro, escrito por expertos en la materia, desentraña los misterios de la Diabetes Tipo 1, Tipo 2 y Gestacional, proporcionándote estrategias prácticas respaldadas por la última investigación médica.

Imagina un futuro donde la diabetes ya no dicta tus elecciones diarias, sino que tú tomas el control. Desde el momento en que abres las páginas de este libro, te sumergirás en un mundo de conocimientos que te capacitarán para gestionar eficazmente el azúcar en sangre y adaptarte a un estilo de vida que promueva la salud óptima.

---

1. https://books2read.com/u/mYDr2x

2. https://books2read.com/u/mYDr2x

¿Qué puedes esperar de "Controlando la Diabetes"? Desde principios fundamentales de nutrición diseñados específicamente para las necesidades diabéticas hasta estrategias de ejercicio adaptadas, cada capítulo está lleno de herramientas prácticas que te ayudarán a tomar decisiones informadas sobre tu bienestar.

No dejes que la diabetes sea la narradora de tu historia; toma el timón con "Controlando la Diabetes". Este libro es tu boleto hacia un futuro donde tú defines las reglas. Comienza tu viaje hacia la libertad y la salud duradera hoy mismo.

<u>¡Tu mejor versión te está esperando entre estas páginas!</u>

Also by Paul Sterling

Mejora tu Calidad de Vida
Domina tu Salud Renal

The Comprehensive Health Series
Mastering Gastritis: Comprehensive Guide to Understanding and Treating Acute, Chronic, and Erosive Gastritis, plus Stomach Inflammation Management
Managing Diabetes: Understanding and Controlling Type 1, Type 2, and Gestational Diabetes, Practical Strategies for Blood Sugar Management and Lifestyle Adaptation

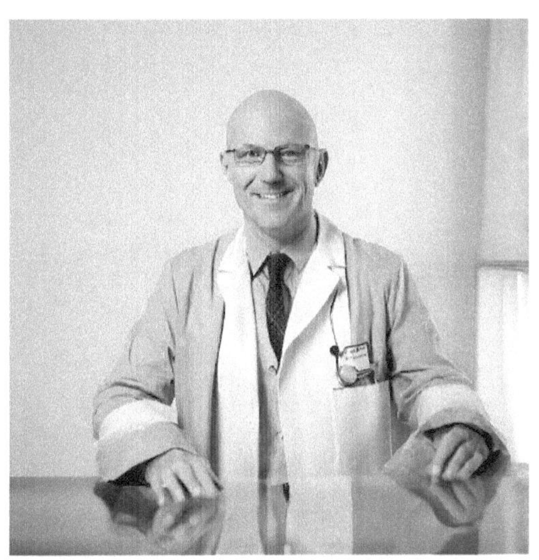

About the Author

Dr. Paul Sterling is a respected medical researcher and prolific author, standing as an influential leader in the field of medicine. With a multifaceted career spanning various specialties, he has made an indelible mark on medical innovation. His passionate dedication to research and profound knowledge in diverse areas of medicine has positioned him as a trailblazer in the medical field. Recognized with numerous awards and honors, Dr. Sterling is distinguished by his unwavering commitment to improving healthcare and patient well-being. Additionally, as an accomplished author, he has written numerous acclaimed books that educate and inspire people of all ages on health topics. His ability to communicate complex medical concepts in an accessible manner makes him an exemplary educator, whose legacy will endure thanks to his tireless pursuit of excellence in medicine and his dedication to enhancing the lives of others.